Prevenir los ahogamientos: guía práctica

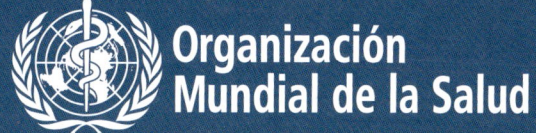

Prevenir los ahogamientos: guía práctica
ISBN 978-92-4-351193-1

© **Organización Mundial de la Salud 2017**

Algunos derechos reservados. Esta obra está disponible en virtud de la licencia 3.0 OIG Reconocimiento-NoComercial-CompartirIgual de Creative Commons (CC BY-NC-SA 3.0 IGO; https://creativecommons.org/licenses/by-nc-sa/3.0/igo).

Con arreglo a las condiciones de la licencia, se permite copiar, redistribuir y adaptar la obra para fines no comerciales, siempre que se cite correctamente, como se indica a continuación. En ningún uso que se haga de esta obra debe darse a entender que la OMS refrenda una organización, productos o servicios específicos. No está permitido utilizar el logotipo de la OMS. En caso de adaptación, debe concederse a la obra resultante la misma licencia o una licencia equivalente de Creative Commons. Si la obra se traduce, debe añadirse la siguiente nota de descargo junto con la forma de cita propuesta: «La presente traducción no es obra de la Organización Mundial de la Salud (OMS). La OMS no se hace responsable del contenido ni de la exactitud de la traducción. La edición original en inglés será el texto auténtico y vinculante».

Toda mediación relativa a las controversias que se deriven con respecto a la licencia se llevará a cabo de conformidad con las Reglas de Mediación de la Organización Mundial de la Propiedad Intelectual.

Forma de cita propuesta. Prevenir los ahogamientos: guía práctica [Preventing drowning: an implementation guide]. Ginebra: Organización Mundial de la Salud; 2017. Licencia: CC BY-NC-SA 3.0 IGO.

Catalogación (CIP): Puede consultarse en http://apps.who.int/iris.

Ventas, derechos y licencias. Para comprar publicaciones de la OMS, véase http://apps.who.int/bookorders.

Para presentar solicitudes de uso comercial y consultas sobre derechos y licencias, véase http://www.who.int/about/licensing.

Materiales de terceros. Si se desea reutilizar material contenido en esta obra que sea propiedad de terceros, por ejemplo cuadros, figuras o imágenes, corresponde al usuario determinar si se necesita autorización para tal reutilización y obtener la autorización del titular del derecho de autor. Recae exclusivamente sobre el usuario el riesgo de que se deriven reclamaciones de la infracción de los derechos de uso de un elemento que sea propiedad de terceros.

Notas de descargo generales. Las denominaciones empleadas en esta publicación y la forma en que aparecen presentados los datos que contiene no implican, por parte de la OMS, juicio alguno sobre la condición jurídica de países, territorios, ciudades o zonas, o de sus autoridades, ni respecto del trazado de sus fronteras o límites. Las líneas discontinuas en los mapas representan de manera aproximada fronteras respecto de las cuales puede que no haya pleno acuerdo.

La mención de determinadas sociedades mercantiles o de nombres comerciales de ciertos productos no implica que la OMS los apruebe o recomiende con preferencia a otros análogos. Salvo error u omisión, las denominaciones de productos patentados llevan letra inicial mayúscula.

La OMS ha adoptado todas las precauciones razonables para verificar la información que figura en la presente publicación, no obstante lo cual, el material publicado se distribuye sin garantía de ningún tipo, ni explícita ni implícita. El lector es responsable de la interpretación y el uso que haga de ese material, y en ningún caso la OMS podrá ser considerada responsable de daño alguno causado por su utilización.

Printed in France

Financiado por Bloomberg Philanthropies.

Índice

Prefacio	iv
Agradecimientos	vi
Abreviaciones	vii
Introducción	1
Sección 1 **Evaluaciones de la situación**	**5**
Sección 2 **Seis Intervenciones para prevenir los ahogamientos**	**13**
Proporcionar espacios seguros lejos del agua para niños en edad preescolar, con cuidados infantiles competentes	15
Instalar barreras para controlar el acceso al agua	22
Enseñar a los niños en edad escolar (mayores de 6 años) a nadar y competencias para la seguridad en el agua	30
Crear resiliencia y gestionar los riesgos de inundación y de otro tipo	41
Formar a las personas del entorno en rescates seguros y reanimación	47
Establecer y hacer cumplir reglamentos para las embarcaciones de recreo y transporte y los transbordadores	54
Sección 3 **Estrategias para apoyar las intervenciones de prevención de ahogamientos**	**65**
Promover la colaboración multisectorial	67
Aumentar la conciencia pública con respecto a los ahogamientos mediante la comunicación estratégica	75
Establecer un plan nacional de seguridad en el agua (prevención de ahogamientos)	81
Investigación: promover la prevención de ahogamientos a través de la recopilación de datos y estudios bien diseñados	89
Conclusión	97
Referencias	99

Prefacio

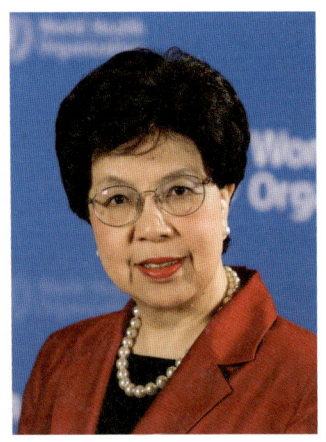

Margaret Chan,
Directora General,
Organización Mundial
de la Salud

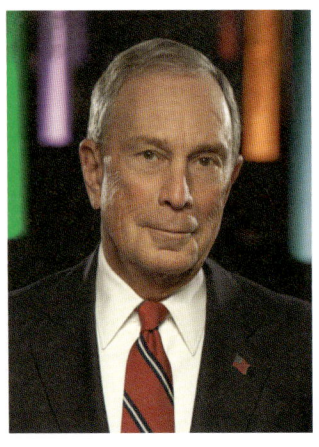

Michael R Bloomberg,
Embajador Mundial de la
OMS para Enfermedades
No Transmisibles

Demasiadas personas en todo el mundo han experimentado el dolor de perder a un ser querido por un ahogamiento. Casi 360 000 personas mueren ahogadas cada año, más del 90% de ellas en países de ingresos bajos y medianos. Más de la mitad de estas muertes se producen entre personas menores de 25 años, y los niños menores de 5 años corren el mayor riesgo. El ahogamiento es la tercera causa de mortalidad en todo el mundo entre las personas con edades comprendidas entre los 5 y los 14 años. A pesar de estos datos trágicos, la prevención de ahogamientos recibe relativamente poca atención y pocos recursos.

Podemos hacer mucho más para prevenir los ahogamientos. Por ejemplo, los compromisos mundiales contraídos como parte de los Objetivos de Desarrollo Sostenible no se pueden cumplir mientras esta causa prevenible de defunción siga, en su mayor parte, sin ser abordada. Todos nosotros – las instancias normativas, los padres, las organizaciones sin ánimo de lucro, las empresas y los ciudadanos interesados – podemos ayudar a prevenir los ahogamientos. El objetivo de esta guía es explicar cómo.

Basándose en el Informe mundial sobre ahogamientos publicado por la Organización Mundial de la Salud en 2014, las páginas siguientes proporcionan orientaciones prácticas paso a paso sobre cómo poner en marcha 10 medidas efectivas para prevenir los ahogamientos. Van de soluciones comunitarias, como servicios de guardería infantil y barreras para controlar el acceso al agua, a políticas y legislación nacionales efectivas en materia de seguridad en el agua, como el establecimiento y el cumplimiento de reglamentos para las embarcaciones de recreo y transporte y los transbordadores. Los datos muestran que todas estas soluciones pueden ayudar a salvar vidas.

Cuanto mayor sea nuestra colaboración para aplicar las medidas expuestas en esta guía, más vidas salvaremos. Instamos a todas las partes interesadas a poner en marcha el máximo número de intervenciones y estrategias que sus recursos les permitan y a proteger a las personas más vulnerables sin demora.

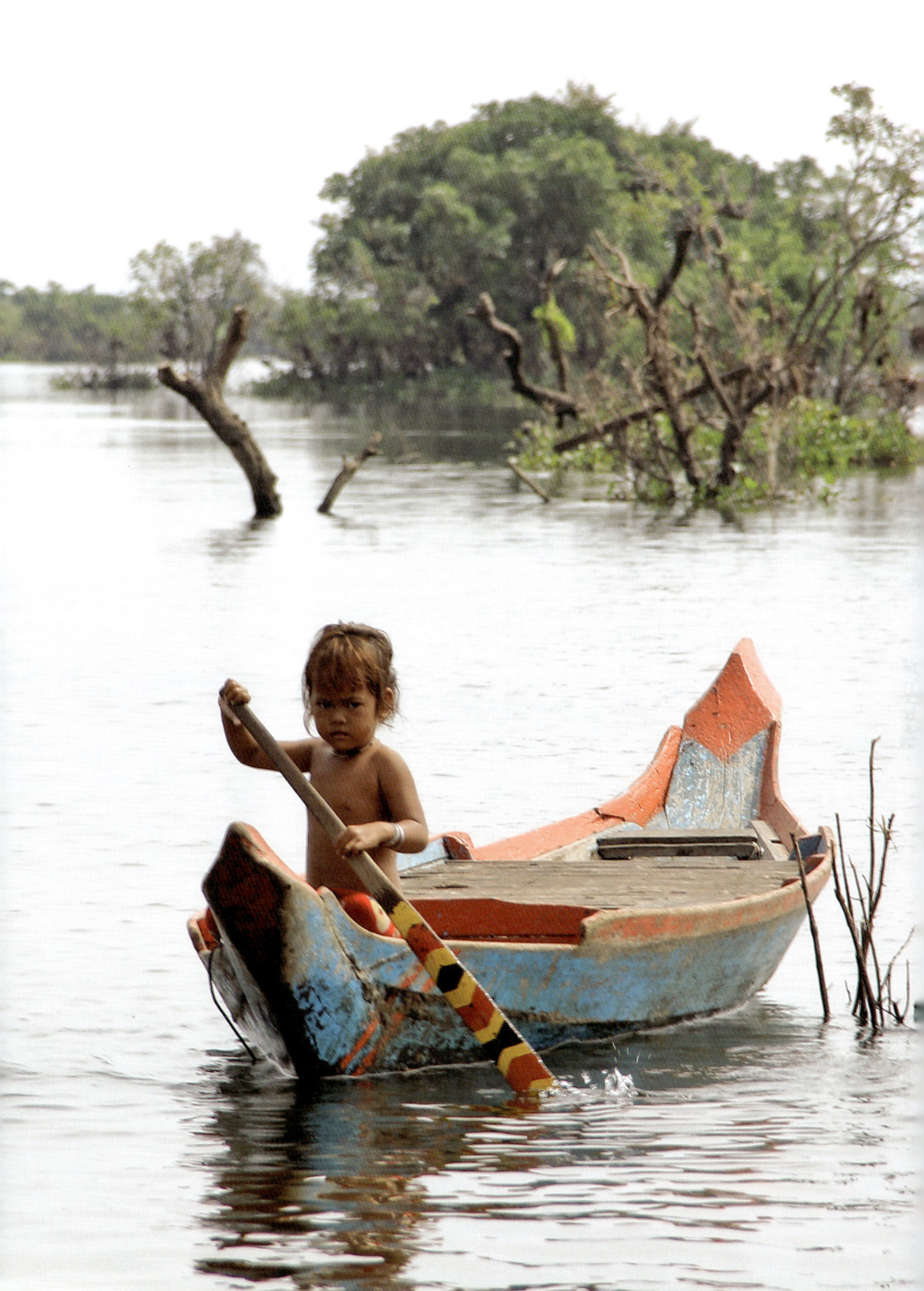

Agradecimientos

La Organización Mundial de la Salud quiere dar las gracias a los siguientes colaboradores y revisores que proporcionaron el contenido y los comentarios especializados necesarios para elaborar esta guía. La Organización Mundial de la Salud agradece su generosidad en materia de tiempo y esfuerzos.

Editor ejecutivo: David Meddings

Colaboradores: Elena Altieri, Joost Bierens, Erin Cassell, Andrew Gissing, Jonathan Guevarra, Adnan Hyder, David Jardine-Smith, Olive Kobusingye, Michael Linnan, David Meddings, Joan Ozanne-Smith, Aminur Rahman, Len Roueche, Justin Scarr, Elizabeth Towner, Shirin Wadhwaniya y Roberta Weisbrod.

Revisores: Olakunle Alonge, Peter Barss, Stephen Beerman, Elizabeth Bennett, Lauren S Blum, Ruth Brenner, Tessa Clemens, Ross Cox, Shelley Dalke, Jac Dendle, Richard C Franklin, Daniel Graham, Robert Greif, Gopalkrishna Gururaj, John Leech, Ashok Mahapatra, Kulanthayan KC Mani, Thomas Mecrow, Julie Mytton, Puspa Raj Pant, Jonathon Passmore, John Pearn, Amy E Peden, Cuong Pham Viet, Linda Quan, Fazlur Rahman, Daniel Ryan, David Szpilman, Chadia Wannous, John Waterhouse, Steve Wills y Stephen Yeo.

El informe recibió las aportaciones de otras personas. Angela Burton editó el informe. Rebecca Bavinger y Kelly Larson de Bloomberg Philanthropies realizaron aportaciones reflexivas. Ingvar Berg, Justin Sempsrott y Theo Verhoeven ofrecieron orientaciones adicionales. Otros miembros del personal de la OMS que revisaron el informe fueron Alison Harvey, Etienne Krug, Margie Peden, Laura Sminkey y Tami Toroyan.

Por último, la Organización Mundial de la Salud desea agradecer a Bloomberg Philanthropies su generosa ayuda económica para la elaboración y la publicación de este informe.

Abreviaciones

AWSC	Consejo Australiano de Seguridad en el Agua
IMRF	Federación Internacional de Rescate Marítimo
NOAA	Administración Nacional de Estudios Aeronáuticos y Atmosféricos
ODS	Objetivos de Desarrollo Sostenible
OMI	Organización Marítima Internacional
ONG	Organización no gubernamental
OMS	Organización Mundial de la Salud
RCP	Reanimación Cardiopulmonar
SoLiD	Saving Lives from Drowning
UNICEF	Fondo de las Naciones Unidas para la Infancia

Introducción

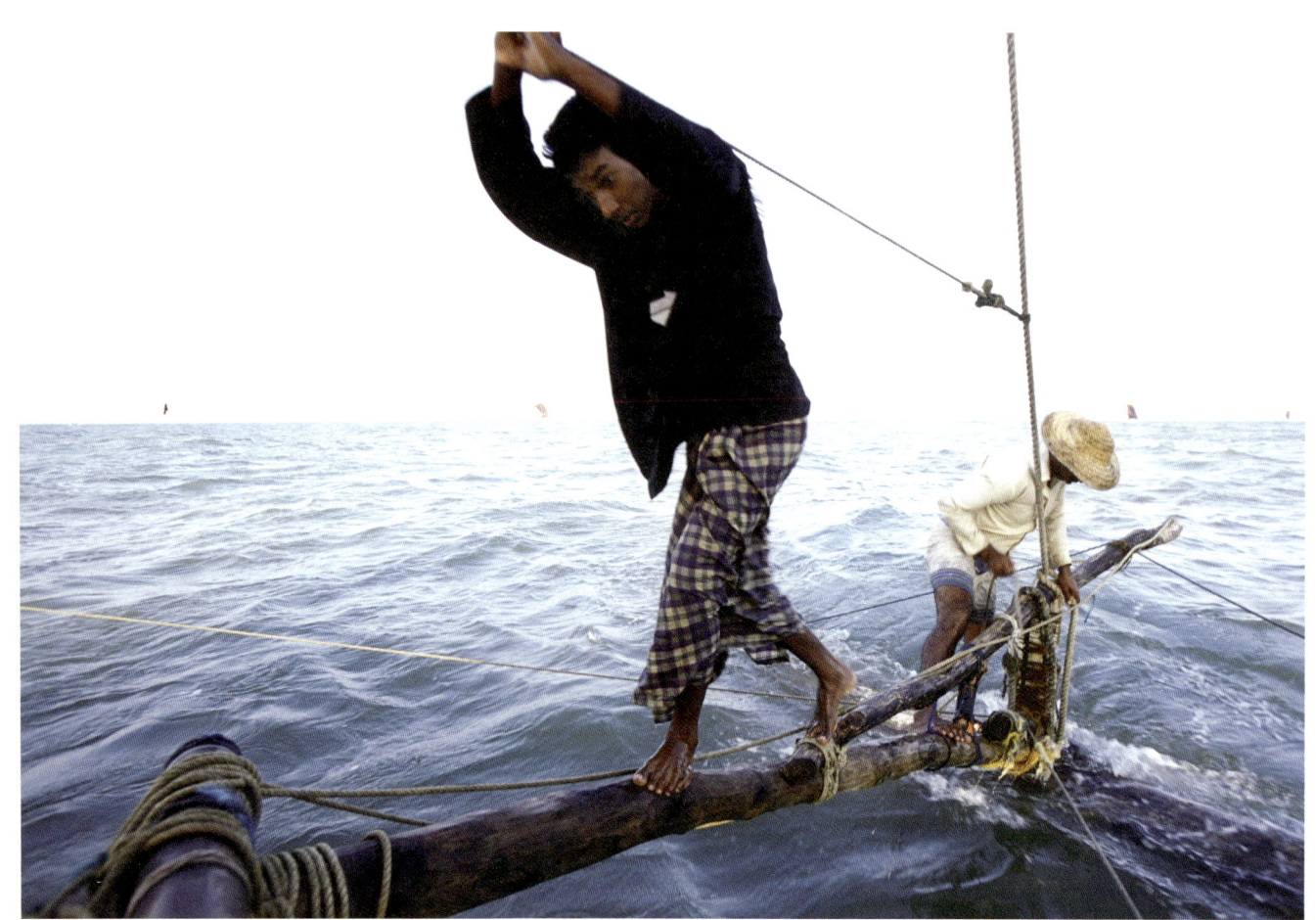

Esta guía propone medidas prácticas para reducir los ahogamientos, uno de los problemas de salud pública más prevenibles, desatendidos y urgentes. Está diseñada, a través de 10 intervenciones y estrategias basadas en datos científicos, para ayudar a los profesionales en el campo de la prevención de ahogamientos —desde organizaciones no gubernamentales (ONG) e investigadores a funcionarios gubernamentales e instancias normativas— a abordar la prevención de ahogamientos de forma estratégica, multisectorial y basada en datos científicos. Asimismo, destaca maneras de aprovechar la conciencia y la participación del público para fortalecer las intervenciones de prevención de los ahogamientos.

En el plano nacional o en las comunidades, los ahogamientos pueden prevenirse a través de la aplicación de seis **intervenciones** seleccionadas y cuatro **estrategias de aplicación** «trasversales» que las apoyan[1]:

Intervenciones

Instalar barreras para controlar el acceso al agua

Ofrecer lugares seguros (por ejemplo, un centro de guardería infantil) lejos del agua para niños en edad preescolar, con servicios de cuidados competentes

Enseñar a los niños en edad escolar a nadar y competencias para la seguridad en el agua

Formar a las personas del entorno en rescates seguros y reanimación

Establecer y hacer cumplir reglamentos para las embarcaciones de recreo y transporte y los transbordadores

Crear resiliencia y gestionar los riesgos de inundación y de otro tipo en el plano local y el nacional

Estrategias

Aumentar la conciencia pública con respecto a los ahogamientos mediante la comunicación estratégica

Promover la colaboración multisectorial

Establecer un plan nacional de seguridad en el agua

Prevención precoz de ahogamientos a través de la recopilación de datos y estudios bien diseñados

Estas **intervenciones** y **estrategias** fueron seleccionadas como las mejores maneras basadas en datos empíricos para prevenir los ahogamientos en el *Informe mundial sobre ahogamientos: Prevenir una importante causa de mortalidad (1)*, aunque muchas de ellas se utilizan más habitualmente en los países de ingresos bajos y medianos, donde se concentra el 90% de la carga mundial derivada de los ahogamientos.

---

1   La presente guía contiene las mismas 10 acciones para prevenir los ahogamientos que las contenidas en el *Informe mundial sobre ahogamientos*, pero a fin de simplificar la guía las agrupa como «estrategias» e «intervenciones» en lugar de «medidas comunitarias», «políticas y legislación» e «investigación».

Modo de empleo

> **En entornos de escasos recursos en los que los niveles de educación pueden ser bajos, es importante comprender cómo la población percibe el ahogamiento antes de introducir intervenciones.**

En primer lugar, una **evaluación de la situación** ayudará a decidir qué estrategias e intervenciones tienen más posibilidades de tener el mayor impacto en los ahogamientos en su comunidad, región o país, basándose en los recursos disponibles (cuantas más intervenciones se puedan llevar a cabo, más probabilidades tendrán de resultar fructíferas colectivamente).

Una vez haya seleccionado sus **intervenciones**, considere el posible beneficio de cada una de nuestras cuatro estrategias recomendadas en sus intervenciones seleccionadas y ponga en práctica el mayor número posible. Estas **estrategias** pueden aumentar el impacto de una intervención y reforzar la base científica del campo de la prevención de ahogamientos.

Ejemplos de cómo las estrategias pueden mejorar la efectividad de las intervenciones incluyen los escenarios siguientes:

- Un programa en aldeas para instaurar el **cuidado infantil para niños en edad preescolar** en un entorno sin experiencia previa en ello tiene más probabilidades de ser efectivo si conciencia a los aldeanos acerca de los riesgos que plantea que los niños en edad preescolar no estén supervisados por adultos constantemente.

- Un programa para **enseñar a los niños en edad preescolar a nadar y competencias en seguridad en el agua** puede beneficiarse de la **colaboración** con el sector de la educación, lo cual puede ofrecer posibilidades para impartir una formación segura y formar a profesores para que impartan cursos de natación.

- Es mucho más probable que un programa nacional para reforzar el cumplimiento de los **reglamentos para las embarcaciones de recreo y de transporte y los transbordadores** tenga éxito si se implica en el mismo a un grupo **multisectorial** de partes interesadas, va acompañado de actividades de comunicación para **concienciar**, y forma parte de un marco normativo al que se haga referencia en los **planes nacionales de seguridad en el agua**.

En los entornos de escasos recursos en los que los niveles de educación pueden ser bajos, es importante comprender cómo la población percibe el ahogamiento antes de introducir intervenciones, incluido lo que la población local ve como la causa de los ahogamientos y las maneras apropiadas de abordarla y prevenirla. En las alianzas para la prevención de ahogamientos y/o las intervenciones en comunidades en riesgo, los donantes y los asociados técnicos deben velar por que sus necesidades e intereses no eclipsen las de los países, comunidades u organizaciones a los que se brinda apoyo. Si no se gestiona cuidadosamente, los efectos negativos de ignorar

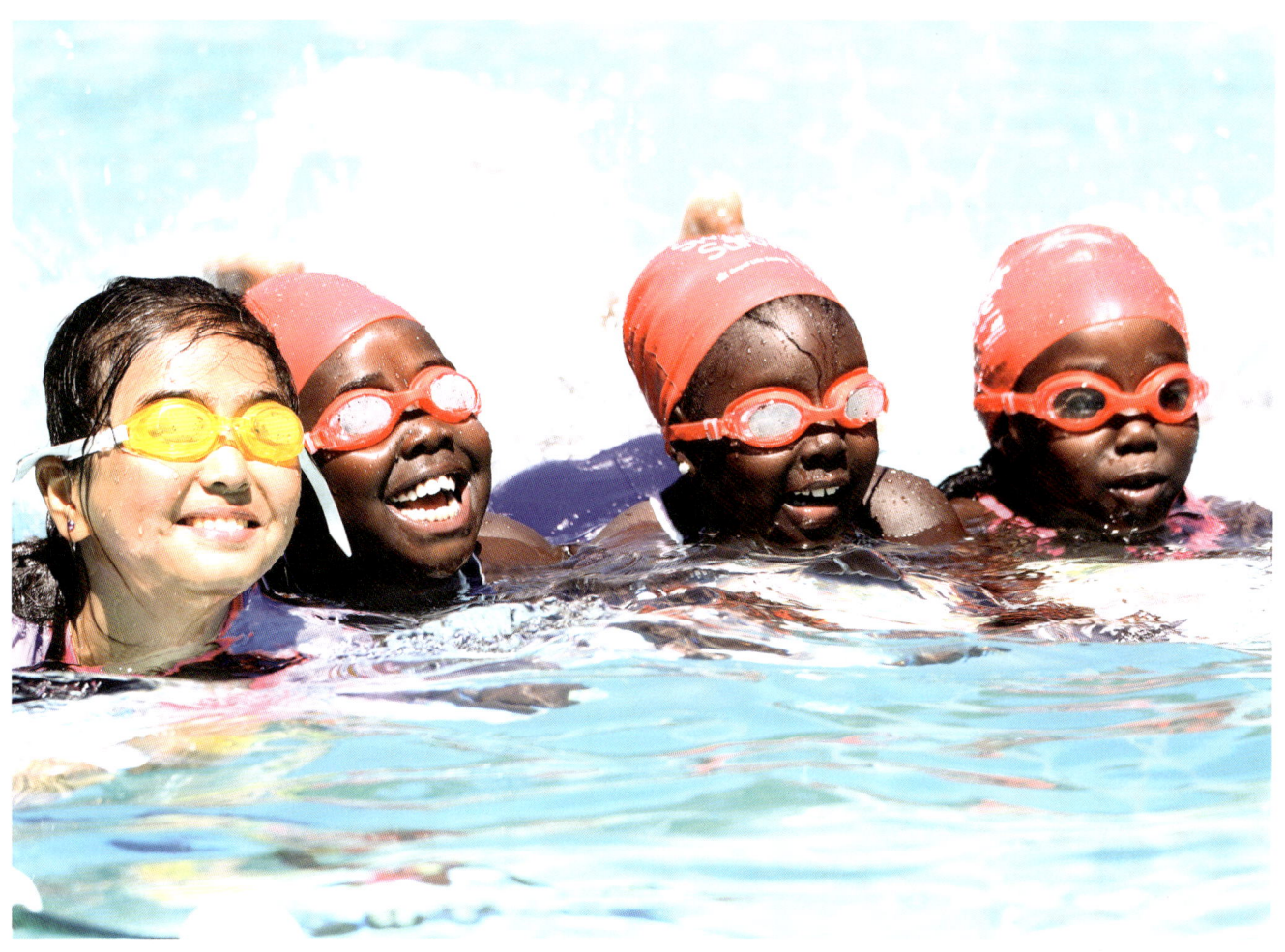

este principio pueden incluir malos resultados y el aumento del riesgo de ahogamiento.

Como las orientaciones contenidas en esta guía deben ser pertinentes para aquellos que trabajan en una mezcla de contextos internacionales, nacionales o comunitarios, a veces pone de relieve aspectos que son más pertinentes para uno de estos contextos que para otro.

Contenido de la guía

La sección 1 ofrece orientaciones para llevar a cabo una evaluación de la situación, una condición previa para prevenir el ahogamiento en cualquier entorno que revela la situación local en relación con los ahogamientos y las iniciativas actuales de para prevenir los ahogamientos. Incluye un análisis de las partes interesadas y los recursos.

La sección 2 proporciona orientaciones sobre los seis diferentes tipos de intervención para prevenir los ahogamientos.

La sección 3 proporciona orientaciones sobre las cuatro estrategias de aplicación transversales que respaldan las seis intervenciones, incluidos una visión general de la necesidad a la que se responde, los beneficios de la intervención o la estrategia, y las etapas clave para llevarla a la práctica.

Sección 1
Evaluaciones de la situación

Llevar a cabo una intervención para prevenir el ahogamiento empieza por una evaluación de la situación para establecer una serie de hechos clave que son esenciales para una priorización y una planificación adecuadas. Las evaluaciones de la situación maximizan la aplicación efectiva de las 10 intervenciones y estrategias para la prevención de los ahogamientos incluidas en la presente guía. Algunas de las estrategias (por ejemplo, elaborar un plan nacional en materia de seguridad en el agua) se solapan con los pasos descritos aquí.

¿Cuál es el objetivo de una evaluación de la situación?

Una evaluación de la situación debería responder a las preguntas siguientes:

- ¿Cuáles son las cuestiones más urgentes relacionadas con el ahogamiento y su contexto?
- ¿Cuál es el nivel de comprensión por parte de la comunidad en riesgo de las causas del ahogamiento y cómo prevenirlas?
- ¿Qué intervención se podría llevar a cabo para abordar estas cuestiones?
- ¿Se dirige la intervención al lugar y al grupo más adecuados?
- ¿Se están realizando otros esfuerzos pertinentes?
- ¿Existe un marco normativo o legislativo en la materia? De ser así, ¿se cumple efectivamente?
- ¿Qué grupos de interesados influirán en la eficacia de la aplicación de la intervención (tenga en cuenta que algunos interesados tal vez se opongan a la misma)?
- ¿Cuáles son los recursos – humanos y financieros – para llevar a cabo la intervención? ¿Se pueden aumentar si se debe ampliar la intervención?
- ¿Aborda la intervención las disparidades en materia de ahogamientos entre los distintos grupos de población y promueve la equidad?

Los cinco elementos de una evaluación de la situación

1. Examinar los datos disponibles
2. Evaluar los esfuerzos actuales
3. Evaluar las políticas y los reglamentos existentes
4. Identificar las partes interesadas pertinentes
5. Evaluar los recursos humanos y financieros necesarios

Cada uno de estos componentes es esencial, pero se debe encontrar el equilibrio entre recopilar la suficiente información y no gastar demasiados recursos en ello. Por ejemplo, se deben sopesar los costes de recopilar nuevos datos frente al uso de datos existentes (limitados) para orientar medidas que pueden salvar vidas.

Examinar los datos disponibles

Examinar los datos disponibles ayuda a decidir las poblaciones a las que se deben dirigir las intervenciones y el tipo de intervención que probablemente tendrá el mayor impacto, ya sea en el plano local, el regional o el nacional.

Varias fuentes pueden disponer de datos sobre los ahogamientos. Es posible que sea necesario realizar solicitudes formales para acceder a algunas fuentes de datos, lo cual pone de relieve la importancia de establecer alianzas de colaboración con las partes

---

Las evaluaciones de la situación maximizan la aplicación efectiva de las 10 intervenciones y estrategias para la prevención de los ahogamientos incluidas en la presente guía.

> Véase la página 67

interesadas, incluido el gobierno (véase Promover la colaboración multisectorial). Se deberían tener en cuenta las siguientes fuentes de datos sobre ahogamientos:

- Algunos **sistemas nacionales, así como estatales o provinciales, de recopilación de datos sanitarios** tendrán sistemas de vigilancia de las lesiones que pueden facilitar datos sobre ahogamientos mortales y no mortales.

- **Los sistemas de registro civil** pueden facilitar informes de estadísticas demográficas con información sobre la causa de defunción, aunque estos sistemas pueden tener deficiencias importantes en entornos de ingresos bajos y medianos, en particular en lugares en los que las tasas de ahogamiento pueden ser más elevadas.[2]

- Los investigadores, las asociaciones para salvar vidas, las ONG o los organismos gubernamentales pueden haber realizado **encuestas** sobre los ahogamientos.

- Algunos países disponen de **bases de datos específicas con información sobre los ahogamientos**.

- Una serie de autoridades locales o nacionales pueden mantener registros o disponer de información sobre los ahogamientos o los peligros que plantea el agua, entre ellas los hospitales, la policía, la guardia costera, las agencias de transporte acuático y las autoridades encargadas de la reducción del riesgo.

- Otros fuentes menos formales pueden ayudar a comprender los ahogamientos, por ejemplo, los medios de información (los **medios tradicionales y digitales** y las **redes sociales** suelen transmitir información sobre las circunstancias del ahogamiento que, de otro modo, tal vez no estaría disponible), y la **población local**.

Los datos reunidos de estas fuentes pueden ser compilados y presentados en un formato claro y de fácil entendimiento. Si los datos no son suficientes puede que sea necesario llevar a cabo una encuesta específica para establecer un perfil en materia de ahogamientos. La OMS ofrece orientaciones para elaborar y llevar a cabo encuestas a nivel de comunidad *(2)* (aunque es probable que la cifra de ahogamientos en áreas pequeñas sea baja).

El examen de los datos disponibles debería ofrecer respuestas a las preguntas siguientes, independientemente de si su intervención se lleva a cabo en el ámbito local, regional o nacional:

- ¿Cuál es la edad, el sexo, la raza, el origen étnico, la ocupación y el nivel de ingresos de las personas que tienen más posibilidades de ahogarse?

---

2   Los sistemas de registro civil registran los nacimientos y las muertes, emiten certificados de nacimiento y de defunción y recopilan y divulgan estadísticas demográficas. El porcentaje del número total de muertes que se registra en estos sistemas es variable. La OMS considera deseable una cobertura de las muertes del 85% y superior y no notifica datos proporcionados por estos sistemas si la cobertura es inferior al 70% de las muertes. Los países en los que los sistemas de registro civil cubre un porcentaje inferior de muertes suelen ser países de ingresos bajos y medianos y, dentro de ellos, las muertes en áreas rurales – donde los índices de ahogamiento suelen ser más elevadas – tienen menos probabilidades de ser registradas que las muertes en áreas urbanas.

- ¿Dónde y cuándo se producen los ahogamientos?
- ¿Cuáles son las masas de agua en las que se producen ahogamientos con más frecuencia?
- ¿Hay datos disponibles sobre las actividades que se estaban realizando en el momento del ahogamiento (por ejemplo, en el trabajo o en tiempo de ocio o de juego)? En caso afirmativo, ¿qué revelan?
- ¿Cambia la población en riesgo a lo largo del tiempo?
- ¿Cambia el propio riesgo a lo largo del tiempo?

Evaluar los esfuerzos actuales

La evaluación de los programas y la práctica actuales en materia de prevención de ahogamientos revela el trabajo en curso, dónde se está llevando a cabo, por quién y los recursos que se destinan. La evaluación también puede facilitar información importante sobre la efectividad de estas intervenciones y cualquier carencia de conocimientos y práctica existente.

Evaluar los esfuerzos actuales exige dos enfoques:

- Un **examen preliminar** de los informes de investigación, informes publicados y evaluaciones de programas. Es posible que algunos de ellos ya hayan aparecido durante el examen de los datos disponibles. Los documentos examinados por pares y las evaluaciones de programas en particular pueden ofrecer información completa.

- Se deberían identificar y entrevistar a **informantes clave**. Los informantes clave pueden ser organizaciones internacionales, ministerios pertinentes, instituciones académicas o de investigación, ONG, profesionales de la atención de salud, autoridades locales y líderes de la comunidad, y medios locales.

Evaluar las políticas y los reglamentos existentes

Esta parte relativamente sencilla de la evaluación se lleva a cabo principalmente a través de un examen documental, junto con entrevistas a informantes clave, posiblemente de varios sectores. Como mínimo, la evaluación debería aclarar lo siguiente:

- La existencia de cualquier ley, marco normativo o política pertinente para la intervención que se está considerando (puede resultar útil aprovechar las normas internacionales para ayudar a fundamentar las intervenciones apropiadas y garantizar su efectividad, por ejemplo con respecto a las propiedades de flotación de los chalecos salvavidas).

- Qué entidades tienen la jurisdicción y la responsabilidad jurídicas de hacer cumplir las leyes y los marcos normativos pertinentes relacionados con la prevención de los ahogamientos.

Si los datos no son suficientes puede que sea necesario llevar a cabo una encuesta específica para establecer un perfil en materia de ahogamientos.

En función del ámbito de aplicación de la(s) intervención(es) que se estén considerando, también puede resultar conveniente para esta parte de la evaluación desarrollar una comprensión de lo siguiente:

- Lagunas importantes en las políticas y los reglamentos existentes pertinentes para la(s) intervención(es) (puede ser necesario examinar las políticas y los reglamentos que se utilizan en otros lugares para identificar estas lagunas).
- El grado en el que se aplican activamente las medidas que forman parte de los marcos normativos o los requisitos jurídicos.

Como ocurre con la evaluación de los esfuerzos actuales, existe la oportunidad de utilizar este componente de la evaluación de la situación para desarrollar una colaboración multisectorial; por ejemplo, el establecimiento de una nueva ley que ordene el uso de un chaleco salvavidas[3] puede ser apoyado por los medios de comunicación al promover la toma de conciencia; por las organizaciones para salvar vidas mostrando a la población cómo utilizarlos; por medio de anuncios del Gobierno para aumentar la conciencia pública; y por la policía al hacer cumplir la nueva ley. Esto puede resultar particularmente útil si existen lagunas en las políticas y la normativa existentes o hay deficiencias en el cumplimiento.

Identificar las partes interesadas pertinentes

El análisis de las partes interesadas empieza con la elaboración de una lista de partes interesadas pertinentes para llevar a cabo satisfactoriamente la intervención de prevención de ahogamientos. El método para hacerlo depende del entorno y la(s) intervención(es) que se están considerando. Se puede emplear la técnica de «la bola de nieve» según la cual se identifica a un conjunto de partes interesadas y después se les pregunta quién piensan que podrían ser las otras partes interesadas.

Un enfoque que categorice de manera general a las partes interesadas puede resultar útil, tal y como se ilustra en el cuadro 1. Por ejemplo, si se está estudiando una intervención para proporcionar cuidado infantil para niños en edad preescolar, y la intención es ponerla en marcha con un componente muy fuerte de investigación, entonces una universidad o una institución de investigación deberían ser muy probablemente una parte interesada. Es importante tener en cuenta que las partes interesadas pueden ser una fuente importante de conocimientos y ampliar en gran medida el conjunto de competencias que se emplean en una actividad de prevención de ahogamientos. Por ejemplo, las partes interesadas pueden compartir sus competencias especializadas en comercialización, fabricación, desarrollo de tecnología y preparación de estrategias empresariales, lo que puede ayudar a expandir el proyecto.

> **El análisis de las partes interesadas empieza por recopilar una lista de partes interesadas pertinentes para llevar a cabo con éxito la intervención para prevenir ahogamientos.**

---

3   Esta guía usa el término «chaleco salvavidas» en lugar de «dispositivos personales de flotación» o «DPF», el término empleado en el *Informe mundial sobre ahogamientos*.

Cuadro 1: Ejemplo de partes interesadas que se pueden identificar por medio del análisis de las partes interesadas[a]

Intervención	Tipo de parte interesada		
	Autoridades (departamentos y agentes gubernamentales, órganos de certificación)	Asociaciones no gubernamentales, instituciones académicas o de investigación, industria/empresa, parques acuáticos, asociaciones de deportes náuticos	Población destinataria
Instalar barreras para controlar el acceso al agua	Líderes comunitarios; gobiernos municipales; gobiernos nacionales y regionales; agentes de salud pública que realizan visitas a domicilio	Organizaciones para salvar vidas; ONG dedicadas a la salud del niño; ONG dedicadas al desarrollo rural; medios de comunicación	Padres; propietarios de viviendas con piscina familias; miembros de la comunidad (especialmente los más vulnerables)
Proporcionar lugares seguros (por ejemplo, una guardería) lejos del agua para niños en edad preescolar, con cuidado infantil competente	Líderes comunitarios; gobiernos municipales; gobiernos nacionales y regionales; autoridades escolares escolares y preescolares	Grupos de mujeres; organizaciones para salvar vidas; ONG para el desarrollo y la educación del niño; ONG dedicadas al desarrollo rural	Padres; familias (en particular las más vulnerables)
Enseñar a niños en edad escolar a nadar y competencias para la seguridad en el agua	Líderes comunitarios; líderes religiosos y tradicionales; gobiernos municipales; gobiernos nacionales y regionales; docentes; personal de enfermería en escuelas	Organizaciones para salvar vidas y/o el movimiento de la Cruz Roja; clubes o asociaciones de natación; ONG para la salud del niño; ONG para el desarrollo rural; institutos de investigación	Padres; niños en edad escolar; líderes religiosos y tradicionales; profesionales de la salud
Formar a las personas del entorno en rescates Seguros y reanimación	Líderes comunitarios; gobiernos municipales; gobiernos nacionales y regionales; docentes, proveedores de atención de salud	Organizaciones para salvar vidas y/o el movimiento de la Cruz Roja; clubes o o asociaciones de natación; asociaciones para profesiones de alto riesgo; medios de comunicación; órganos de reanimación y primeros auxilios; servicios de ambulancia; policía y bomberos	Padres; niños en edad escolar; profesionales de la salud; operadores de embarcaciones; personal de búsqueda y rescate
Establecer y hacer cumplir reglamentos seguros	Líderes comunitarios; gobiernos nacionales; guardia costera; policía marítima; policía	Asociaciones de operadores de buques; organizaciones de socorrismo y/o movimiento de la Cruz Roja; asociaciones para profesiones de alto riesgo y ocio; medios; armadores	Operadores de buques; personal de búsqueda y salvamento; amantes de la navegación
Formar resiliencia y gestionar riesgos de Inundación y riesgos de otro tipo a nivel local y nacional	Líderes comunitarios; niveles nacional, regional y local local del gobierno; entidades nacionales de vigilancia meteorológica; servicios de vigilancia de; inundaciones, consejos nacionales de reducción del riesgo de desastres	Organizaciones de socorrismo y/o movimiento de la Cruz Roja; asociaciones para profesiones de alto riesgo y ocio; medios Investigadores, geógrafos, ingenieros, meteorólogos, etc.	Personal de búsqueda y salvamento; comunidades con alto nivel de vulnerabilidad ante desastres; población general

[a] Este cuadro no contiene una lista exhaustiva de todos las partes interesadas.

Una vez se haya elaborado una lista de posibles partes interesadas, se debería prestar una atención estratégica a las preguntas siguientes:

- **¿Cómo de importante es esta parte interesada** para llevar a cabo satisfactoriamente la intervención?

- **¿Están predispuestos a colaborar?** De no ser así, ¿qué es necesario invertir para garantizar su compromiso o reducir la resistencia?

- **¿Qué papel pueden desempeñar para mejorar la intervención?**

- **¿Cuáles son los beneficios para el esfuerzo de prevención de los ahogamientos y la parte interesada?**

El análisis de las partes interesadas también puede revelar si es probable que una intervención fracase; si partes interesadas críticas probablemente no colaboren puede ser aconsejable reconsiderar la intervención.

Determinar los recursos humanos y financieros

Esta parte de la evaluación de la situación consiste en determinar el nivel de recursos humanos y financieros disponibles para la intervención y puede revelar oportunidades de colaboración más amplia. Un argumento que puede resultar útil a la hora de ampliar el espectro de posibles colaboradores es que la inversión en la prevención de ahogamientos tiene el potencial de ahorrar dinero en otras partes del sistema, ya que las estimaciones nacionales de los costes anuales derivados de ahogamientos (donde se estudian) van de US$ 85 millones a US$ 4100 millones *(1)*.

El análisis también es importante para la sostenibilidad a largo plazo y la ampliación de la intervención. Al considerar los recursos financieros es aconsejable diversificar la financiación cuando sea posible, en particular mediante la obtención de fondos de gobiernos nacionales en lugar de donantes internacionales y la solicitud de pequeñas cantidades a las partes interesadas para ayudar a obtener su apoyo.

La creación de capacidad en materia de recursos humanos implica, entre otras cosas, elaborar, aplicar y aprender de investigaciones bien formuladas y cultivar el entendimiento y los conocimientos locales a través de intervenciones pequeñas antes de ampliar la escala de las mismas.

Seguimiento y evaluación

La base de datos empíricos para las actividades de prevención de ahogamientos está creciendo lentamente

—especialmente en países de ingresos bajos y medianos— pero todas las partes dedicadas a la prevención de ahogamientos pueden ayudar a ampliarla a través de un seguimiento y una evaluación rigurosos de sus propias intervenciones. Esto significa recopilar y analizar información sobre intervenciones; identificar problemas y proporcionar comentarios; procesar y analizar datos de forma oportuna; y transmitir los resultados a las personas que se encuentran en una posición de adoptar medidas.

> **La base de datos empíricos para las actividades de prevención de ahogamientos está creciendo lentamente ... pero todas las partes dedicadas a la prevención de ahogamientos pueden ayudar a ampliarla a través de un seguimiento y una evaluación rigurosos de sus propias intervenciones.**

El seguimiento exige demostrar los resultados de las 10 intervenciones y estrategias contenidas en esta guía a través de conjuntos específicos de indicadores (cuando sea posible, se proponen indicadores potenciales para algunas intervenciones y estrategias). En general, estos deberían revelar si las intervenciones y las estrategias han alcanzado a las poblaciones previstas; se llevaron a cabo como se había previsto (y, en caso negativo, si los ajustes efectuados en las intervenciones y las estrategias se adecuaban al contexto local, o tuvieron un efecto negativo en el resultado); y si las comunidades a las que se les ofreció las consideraron aceptables.

Por ejemplo, los indicadores para una guardería infantil podrían incluir: en número de días en los que el servicio está disponible; las horas en las que el servicio estuvo disponible cada día; la edad de los niños que asisten al centro; y el número y el nivel de formación de los supervisores. El seguimiento de una guardería infantil como parte de una intervención para prevenir el ahogamiento significa que los evaluadores tal vez quieran saber, por ejemplo, la proporción de población para la cual está disponible la guardería; la proporción de población que reúne los requisitos que asiste al centro; y el número de casos de ahogamiento antes de la introducción de la guardería y desde la misma.

Para mejorar los sistemas de seguimiento y evaluación, se deberían desglosar los indicadores comunes por sexo y edad, discapacidad y otras características demográficas cuando sea pertinente.

Se ofrecen consideraciones específicas relacionadas con el seguimiento y la evaluación para cada intervención y estrategia, cuando sea posible, y se proporciona información adicional sobre el seguimiento y la evaluación en nuestra sección sobre la estrategia de investigación (véase Investigación).

> Véase la página 89

Sección 2

Seis intervenciones para prevenir los ahogamientos

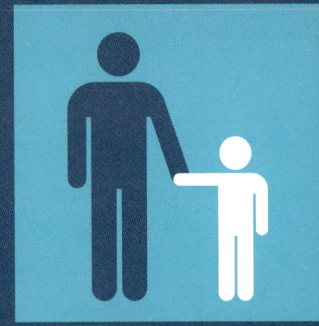

1
Proporcionar espacios seguros lejos del agua para niños en edad preescolar
Página 15

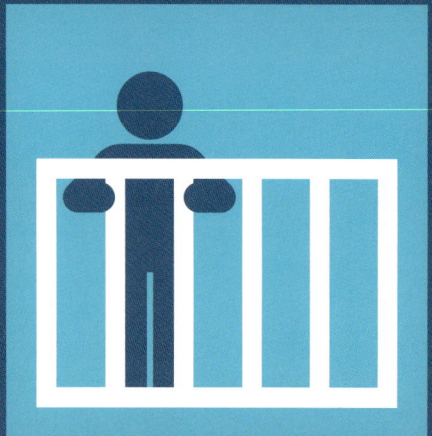

2
Instalar barreras para controlar el acceso al agua
Página 22

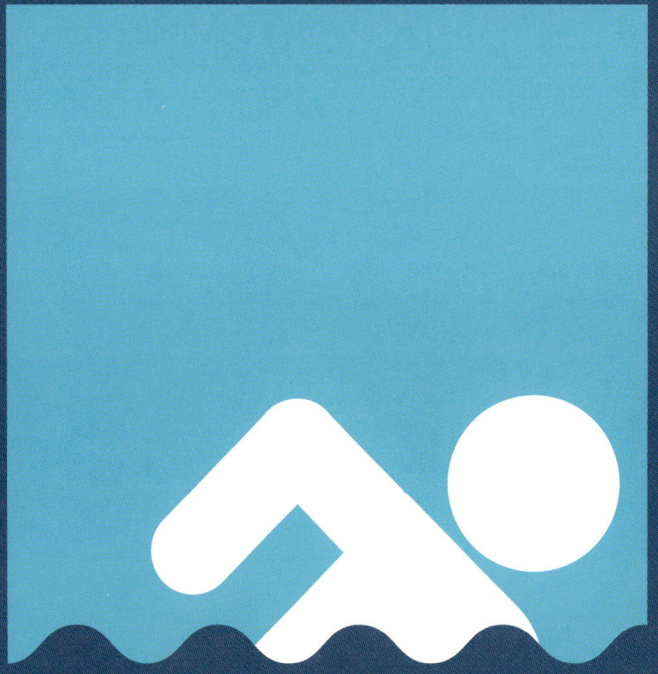

3
Enseñar a los niños en edad escolar (mayores de 6 años) a nadar y competencias para la seguridad en el agua
Página 30

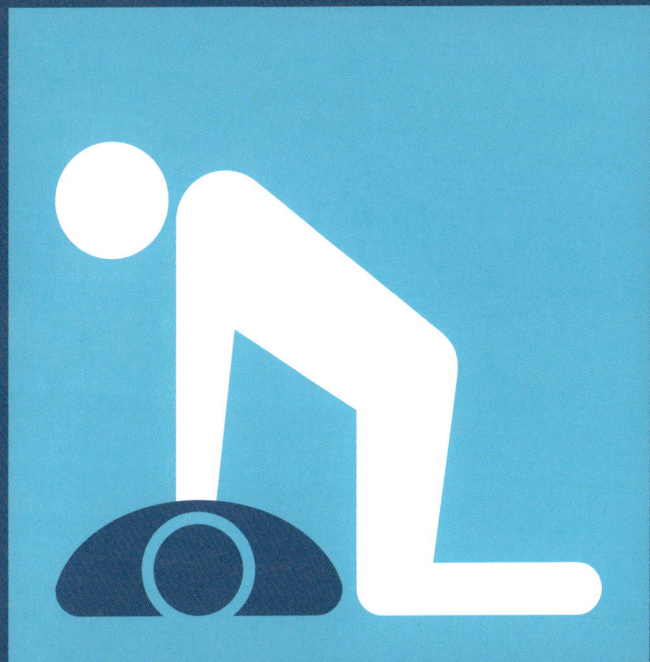

5
Formar a las personas del entorno en rescates seguros y reanimación
Página 47

4
Crear resiliencia y gestionar los riesgos de inundación y de otro tipo
Página 41

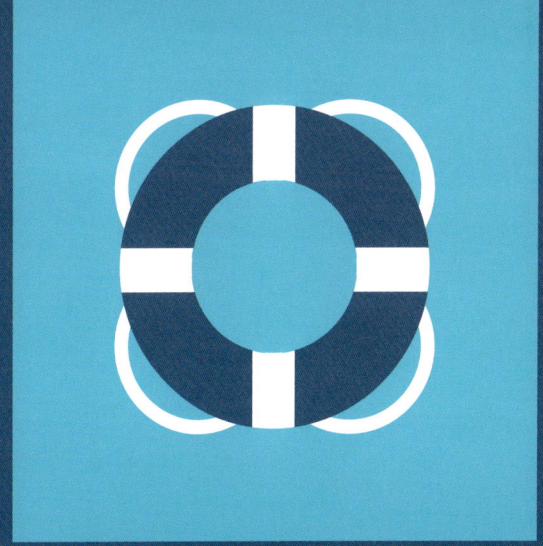

6
Establecer y hacer cumplir reglamentos para las embarcaciones de recreo y transporte y los transbordadores
Página 54

1 Proporcionar espacios seguros lejos del agua para niños en edad preescolar, con cuidados infantiles competentes

En todo el mundo *(1)* los niños de entre 1 y 4 años de edad son los más vulnerables al ahogamiento, ya que pueden desplazarse y pueden caerse en masa de agua abiertas o sin obstáculos de las cuales no pueden salir *(3)*. La falta de conciencia de los padres con respecto a los riesgos y la prevención de los ahogamientos infantiles, la supervisión inadecuada y la exposición prolongada a masas de agua son factores de riesgo destacados para los ahogamientos en ese grupo de edad.

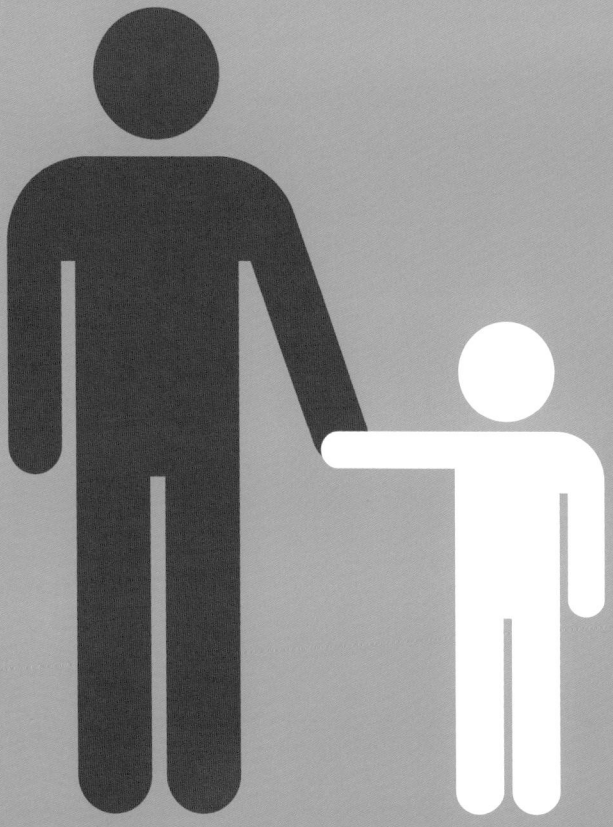

Beneficios de los espacios seguros lejos del agua para niños en edad preescolar, con cuidados infantiles competentes

En países de ingresos bajos y medianos (y también en muchos países de ingresos altos) los ahogamientos infantiles suelen ocurrir durante las horas en las que los cuidadores están ocupados, cuando están realizando tareas del hogar u otras tareas diarias. La supervisión institucional en comunidades de niños durante las horas en las que es más probable que se ahoguen es una intervención útil para protegerles del ahogamiento y también puede ayudar a garantizar que los niños de más edad no tengan que asumir la supervisión de hermanos y estén libres para asistir a la escuela. Sin embargo, en la mayoría de los países de ingresos bajos y medianos (a diferencia de los países de ingresos altos) este tipo de cuidado casi no existe.

Una excepción es Bangladesh, donde, para prevenir el ahogamiento infantil, se puso a prueba un programa de guarderías comunitarias conocido localmente como *«Anchal»* y se consideró que era cultural y socialmente aceptable, así como efectivo y costoeficaz.[4] El estudio mostró que los niños que participaban en el programa tenían índices de ahogamientos mortales más bajos que los que no participaban *(4)*. También existen programas de cuidado infantil supervisado en aldeas para la prevención de ahogamientos en el sur de la India y Camboya *(1)*.

Aunque estos centros son costoeficaces en lo que respecta a la prevención de ahogamientos y otros beneficios durante la temprana infancia, puede ser difícil obtener financiación a largo plazo (en el caso del programa Anchal, cuando la financiación de los donantes terminó y se cerró el programa, el efecto en la comunidad fue negativo). Por lo tanto, los investigadores están actualmente estudiando cómo establecer este tipo de centros de forma sostenible en entornos de ingresos bajos y medianos. El proyecto Bangladesh Anchal and SwimSafe (BASS) está examinando, entre otras cuestiones, cómo se pueden organizar los servicios de guardería infantil de forma sostenible desde el punto de vista financiero y social en un contexto de ingresos bajos.

> **La supervisión institucional en comunidades de niños durante las horas en las que es más probable que se ahoguen es una intervención útil para protegerles del ahogamiento.**

---

[4] En los países de ingresos bajos y medianos la prevalencia de enfermedades infecciosas que se propagan entre niños que se encuentran juntos es alta. Se enseña a los padres a dejar a los niños enfermos en casa y los asistentes de la guardería reciben formación para minimizar la exposición a los niños y a ellos mismos. En Anchals en Bangladesh se adopta un enfoque similar, y debería adoptarse en cualquier actividad que reúna a niños pequeños en grupos habitualmente.

Proporcionar espacios seguros lejos del agua para niños en edad preescolar

⬇ Paso 1

Evaluar la situación actual con respecto a la oferta de servicios de guardería

> Véase la página 5

Incluya en su evaluación de la situación cualquier programa gubernamental relativo al desarrollo en la temprana infancia o la educación preescolar formal. Los programas de desarrollo en la primera infancia varían en función del país; por ejemplo, el Gobierno de las Filipinas tiene un programa para proporcionar servicios de guardería para niños de 3 años o mayores hasta que van a la escuela.

⬇ Paso 2

Definir el grupo beneficiario

Para definir qué niños se beneficiarán más del servicio de guardería se deberían utilizar los patrones de ahogamiento en la comunidad y factores sociales y culturales pertinentes identificados mediante la evaluación de la situación. En la mayoría de los países, los niños en guarderías son niños de edad preescolar. Sin embargo, la «edad preescolar» puede diferir de una comunidad a otra. Además, en algunas comunidades enviar a lactantes (menores de 12 meses) a una guardería puede ser aceptable socialmente, mientras que en otras no. En estos casos, puede que entre 1y 4 años sea más apropiado.

⬇ Paso 3

Establecer y equipar la guardería

En muchos países, los requisitos materiales y de dotación de personal para las guarderías ya estarán reglamentados y deberían ser consultados. Las guarderías deben estar a una distancia conveniente a pie desde casa, con una proporción aceptable de niños por cuidador formado,[5] con uno o dos trabajadores auxiliares.

La guardería debería ser lo suficientemente grande para acoger a los niños y permitir realizar actividades, como juegos. Debería estar bien iluminada y ventilada y ser adecuada para los niños en cualquier condición meteorológica. Las entradas y salidas deberían estar controladas mediante puertas-barreras (hechas de materiales disponibles localmente, como bambú o madera) para que los niños, especialmente los más pequeños, no puedan salir de la sala solos. Debe ser un entorno limpio con agua potable e instalaciones de saneamiento para madres lactantes, y el suelo debería estar limpio. Si no hay disponible un edificio comunitario,

---

5 Las proporciones cuidador-niño pueden variar ampliamente en función del contexto, por ejemplo: el nivel de ingresos de un país; el entorno de cuidados (centro administrado por el gobierno, cuidados familiares, situación de emergencia, etc.); la edad de los niños. Los proyectos experimentales de intervenciones, como los programas Anchal y SwimSafe de Bangladesh, exploran actualmente las proporciones óptimas de dotación de personal para maximizar la reducción de los riesgos de ahogamiento con una sostenibilidad general del programa.

se podría utilizar una sala lo suficientemente grande (y que satisfaga los criterios de arriba) como para acoger cómodamente al grupo en la casa de un cuidador, lo que reduciría los costos del programa.

La guardería puede prevenir los ahogamientos y también brinda la oportunidad de mejorar el desarrollo en la primera infancia. Los niños deberían participar en actividades divertidas e interesantes, apropiadas para su edad, mientras se encuentren en el centro, el cual debería estar equipado suficientemente de material de aprendizaje temprano y juguetes seguros para estimular el desarrollo físico, intelectual, lingüístico, social y emocional.

⬇ Paso 4

Seleccionar y formar a los cuidadores

Los posibles cuidadores deberían tener el nivel de educación más elevado posible y preferentemente pertenecer a la comunidad que utilizará los servicios de guardería proporcionados. En países de ingresos bajos y medianos en los que la verificación de antecedentes es deficiente o inexistente, la participación de la comunidad en la selección de los cuidadores puede ser útil para proteger a los niños (las referencias de «buena conducta» y la supervisión constante por los líderes comunitarios puede ser la única alternativa al sistema de verificación de antecedentes utilizado en países de ingresos altos). Un comité local puede seleccionar a los cuidadores por medio de criterios como el nivel educativo, interés en el puesto y, cuando proceda, la capacidad de poner a disposición una habitación en su casa como lugar para la guardería. Después de la selección, los cuidadores deberían recibir formación práctica en supervisión de niños, estimulación del desarrollo en la primera infancia y aprendizaje temprano, en particular para niños de 3 años o mayores. Los cuidadores deben recibir cursos de repaso periódicos para conservar estas competencias.

Los cuidadores deben estar motivados y tener capacidad de acción y decisión, ya que esto aumentará las posibilidades de que trabajen con entusiasmo. Puede exigir incentivos como formación complementaria o asignarles una función específica dentro de la comunidad. En zonas rurales en las que las mujeres tienen pocas oportunidades de tener ingresos, seleccionarlas como cuidadoras puede ofrecerles una oportunidad provechosa de obtener ingresos. Cualquier remuneración financiera debería tener en cuenta el coste local de la vida y cómo se cubrirán los costos del programa mediante la participación de asociados (gobierno, comunidad, donantes externos, o alianzas que cuentan con una combinación de todos ellos).

El cuidado infantil puede prevenir los ahogamientos y además ofrece la oportunidad de mejorar el desarrollo en la primera infancia.

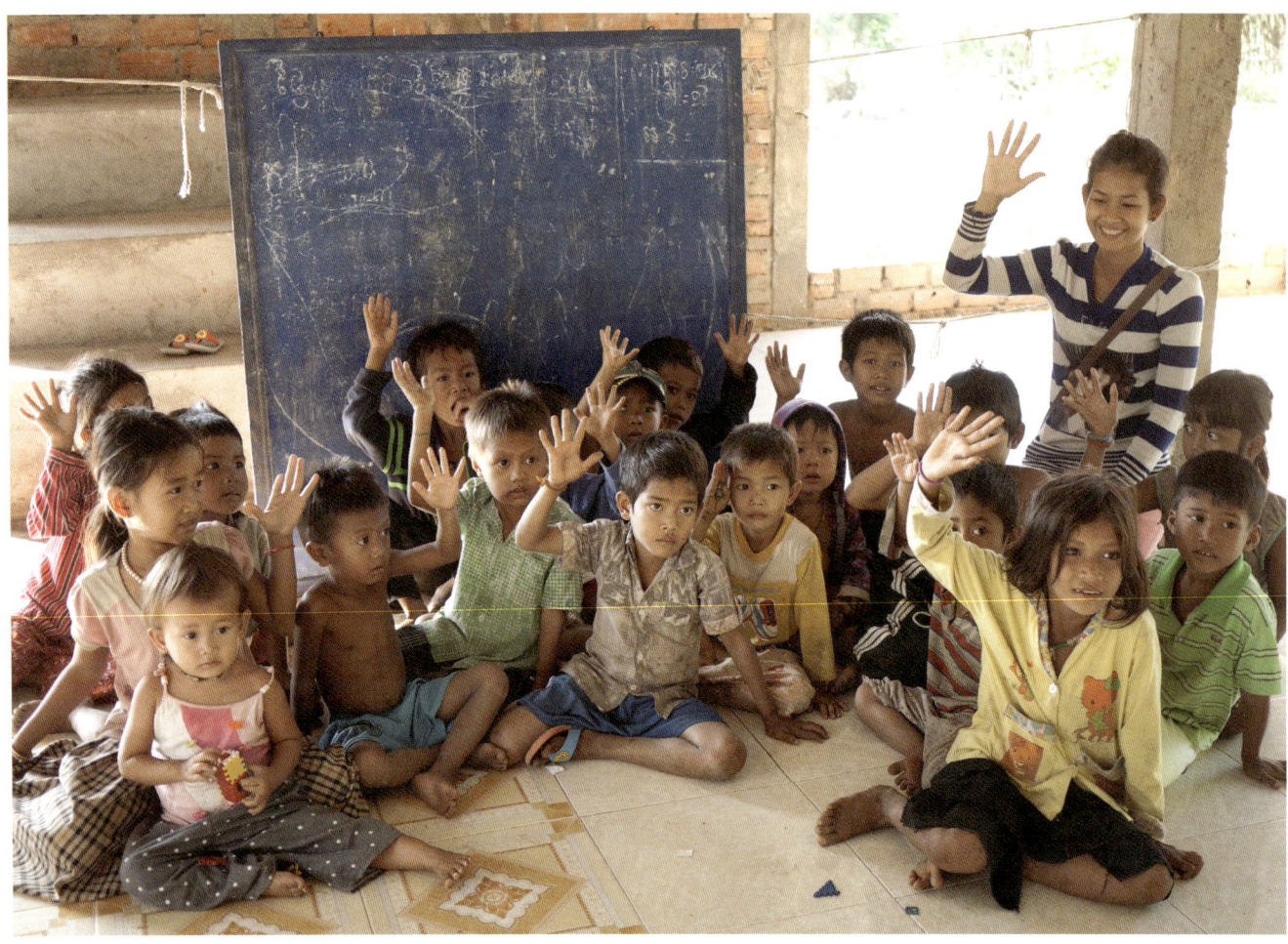

Implicar a la comunidad es fundamental para poner en marcha con éxito una guardería.

⬇ **Paso 5**

Implicar a la comunidad y compartir información con los padres

Implicar a la comunidad es fundamental para poner en marcha con éxito una guardería y este elemento debe ser abordado en la evaluación de la situación como parte del análisis de las partes interesadas. Se debería informar a la comunidad acerca de la importancia de las guarderías para prevenir los ahogamientos y las lesiones. Los comités locales pueden ser muy útiles, ya que implican a líderes y ancianos de la comunidad, como representantes de las autoridades locales, profesores, líderes religiosos y otros líderes informales influyentes en la comunidad. El comité puede participar en actividades como la selección de lugar y cuidadores, y supervisor las actividades del centro.

Los padres deberían asistir a reuniones periódicas, moderadas por el cuidador o cuidadores. Durante la reunión, se puede recordar a los padres la importancia de que los niños vayan a la guardería e informarles del desarrollo de sus hijos. Durante estas reuniones, también se puede sensibilizar a los padres sobre cuestiones como la seguridad de sus hijos, incluida la prevención de ahogamientos, nutrición y salud e higiene, incluido lavarse las manos y el uso de letrinas.

⬇ Paso 6

Garantizar la supervisión y el seguimiento de los cuidadores

Para garantizar que las actividades se realizan de forma profesional y sostenible, es esencial una supervisión y un seguimiento habituales de los servicios de guardería por un supervisor formado. Se debería formar a los supervisores junto a los cuidadores sobre las actividades del centro y deberían recibir formación complementaria sobre la supervisión y seguimiento de los cuidadores y el entorno físico del centro (equipos, protocolos, formación, evaluación e impacto del centro). Un supervisor puede cubrir muchas guarderías. El supervisor debería utilizar una lista de verificación estructurada para supervisar estos aspectos. Los objetivos de la supervisión son mejorar el desempeño de los cuidadores, identificar a cuidadores por encima y por debajo del nivel normal de calidad, y garantizar que el centro está bien mantenido y en pleno funcionamiento.

⬇ Paso 7

Considerar maneras para ampliar y mejorar la sostenibilidad de los servicios de guardería

La posibilidad de ampliación y la sostenibilidad de este tipo de programa es una gran preocupación en países de ingresos bajos y medianos, ya que en la mayoría de los casos los programas de guardería terminan cuando se acaba la financiación externa. La integración en otras actividades nacionales establecidas —como los planes de estudios o las actividades relacionadas con el bienestar infantil— mejorarán la posibilidad de ampliación y la sostenibilidad de las actividades de guardería, por lo que es fundamental (véase Promover la colaboración multisectorial sobre cómo integrar la prevención de ahogamientos en actividades de múltiples sectores). Se debería estudiar la posibilidad de que los usuarios de la guardería contribuyan a los costos de funcionamiento.

> Véase la página 67

⬇ Paso 8

Supervisar y evaluar

Supervisar una guardería como parte de una intervención para prevenir ahogamientos puede implicar evaluar, por ejemplo, la proporción de la población para la cual los servicios están disponibles; la proporción de la población que reúne las condiciones que asiste al centro; y el número de casos de ahogamiento antes de la introducción de la guardería y desde la misma.

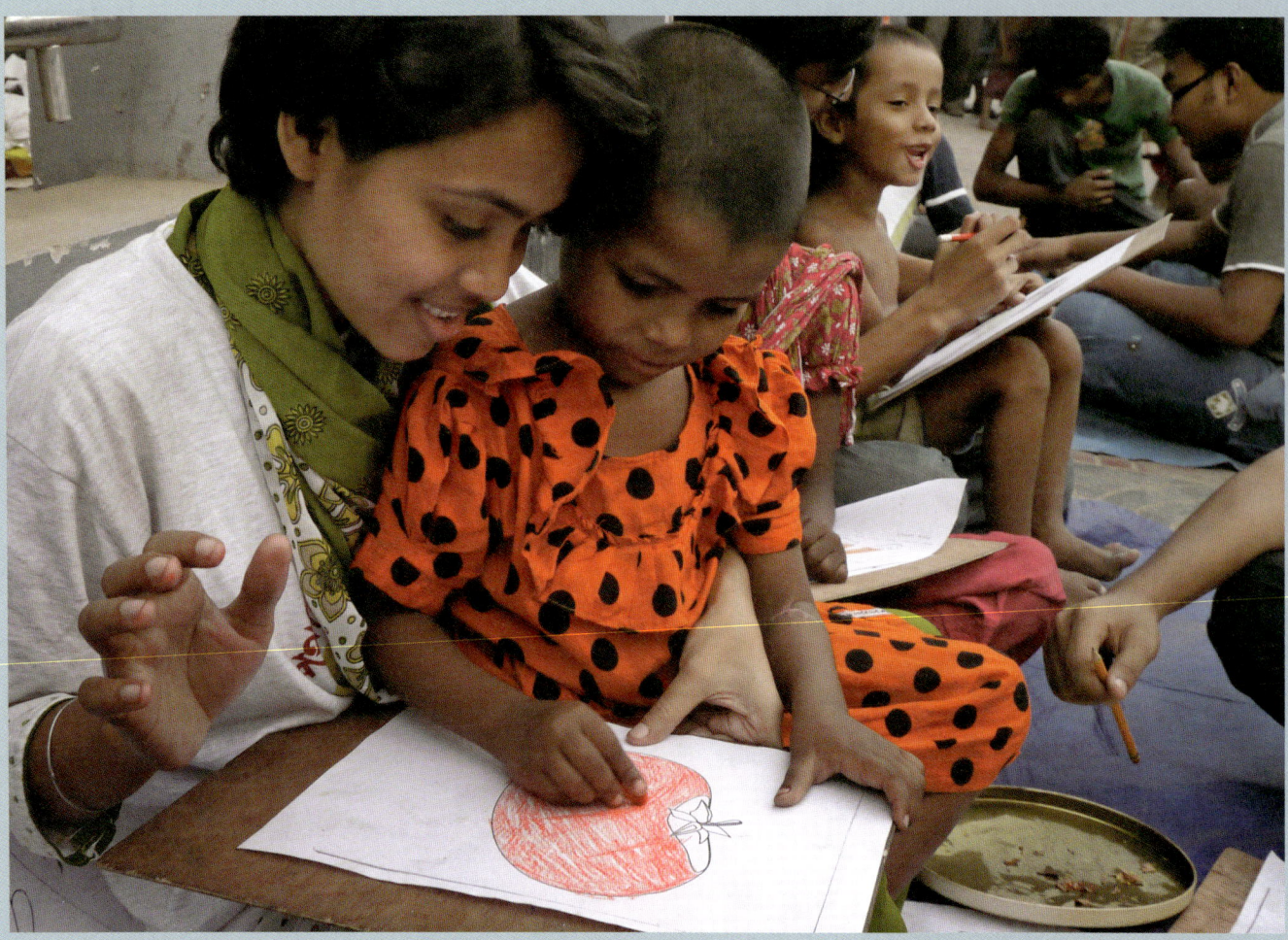

Estudio de caso
Padres desconsolados defienden la guardería como una forma de prevenir el ahogamiento infantil, Bangladesh

Sayed Ali y Shilpee Khatun (no aparecen en la imagen de arriba) viven en el distrito de Sherpur, Bangladesh. Perdieron a su hijo, Selim, en 2011 cuando tenía solamente 4 años. Selim estaba jugando al lado de un estanque cerca de su casa con sus amigos mientras sus padres realizaban las tareas diarias. Al no ver a Selim desde hacía un rato, Shilpee se puso nerviosa y, con la ayuda de los vecinos, empezó a buscarlo. Trágicamente, encontraron a Selim muerto en el estanque. Nadie sabía exactamente cómo se había ahogado. La muerte repentina del niño fue muy dolorosa para los padres.

Dos años después de la muerte de Selim, se abrió una guardería en su pueblo. Sayed y Shilpee metieron inmediatamente en el centro a sus otros hijos, Mridul (3 años) y Siam (1 año). A costa de la vida de su hijo, la pareja se había dado cuenta de la importancia de tener a sus hijos en este tipo de centro. A los dos niños les gusta estar en la guardería, y Sayed y Shilpee saben que están seguros mientras trabajan. Ahora los padres animan a otros padres a enviar a sus hijos a la guardería también.

La sostenibilidad del programa de guardería es un reto e inevitablemente exigirá el compromiso de asociados externos a la comunidad. Sin embargo, al buscar la sostenibilidad, los responsables de la ejecución del programa no deberían ignorar el valor de defensores comprometidos como Sayed y Shilpee que pertenecen a la comunidad y pueden convertirse en los mayores propulsores del valor vital de este tipo de intervención para salvar vidas.

2
Instalar barreras para controlar el acceso al agua

En todo el mundo, los índices más altos de muertes provocadas por ahogamientos se registran entre los niños de entre 1 y 4 años, la mayoría de los cuales se ahogan muy cerca de casa *(1)*. El *Informe mundial sobre ahogamientos* identifica factores de riesgo, como la falta o deficiencia de supervisión y barreras para prevenir el acceso al agua y el bajo nivel de conciencia con respecto a los peligros *(1)*.

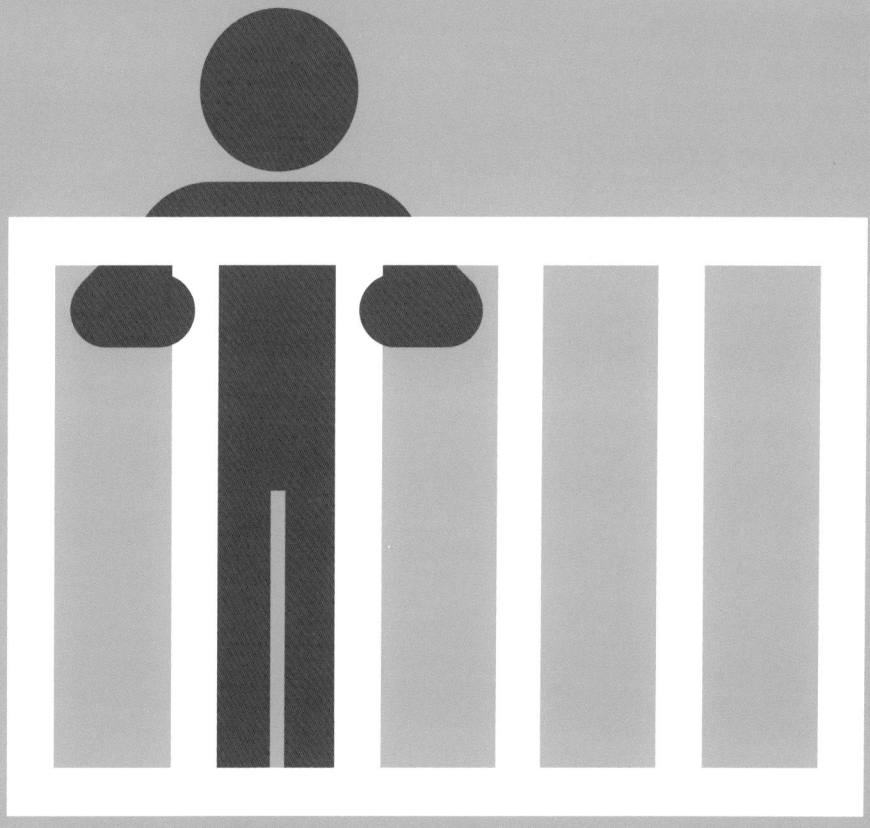

Beneficios de instalar barreras para controlar el acceso al agua

Las barreras físicas pueden impedir que los niños entren en contacto con masas abiertas de agua y prevenir los ahogamientos. Algunos países de ingresos altos han hecho mucho para reducir el ahogamiento infantil mediante esta estrategia y hay potencial para hacer lo mismo en países de ingresos bajos y medianos.

En los países de ingresos altos la mayoría de los ahogamientos infantiles ocurren en piscinas supervisadas inadecuadamente o sin vallas, y la instalación de vallas por los cuatro lados o de aislamiento con una verja que se cierre o enganche automáticamente ha sido una estrategia de prevención efectiva *(1, 5)*. En Australia, los ahogamientos en embalses de granjas son un gran riesgo para los niños pequeños, y se han adoptado medidas para crear áreas de juego seguras para reducirlo *(6)*. En los países de ingresos bajos y medianos, los datos y estudios circunstanciales indican que las masas naturales de agua presentan el mayor riesgo de ahogamiento infantil. Cubrir o vallar masas de agua abiertas puede resultar poco práctico, especialmente en lugares con muchas masas de agua en las inmediaciones *(7)*. En estos entornos, instalar barreras en las puertas de la casa, utilizar parques de juego o vallar un área de juego segura dentro o alrededor de la casa familiar puede ser una alternativa simple y asequible, y ayudar con la supervisión *(7, 8, 9)*. Estas opciones han sido introducidas y se está examinando su eficacia *(10, 11)*.

Las barreras físicas pueden impedir que los niños entren en contacto con masas abiertas de agua y prevenir los ahogamientos.

> **Recuadro 1: Posibles normas para instalar barreras para controlar el acceso al agua a fin de prevenir los ahogamientos**
>
> - EN 12227:2010, Parques de uso doméstico – requisitos de seguridad y métodos de prueba
> - ASTM F406-13, Requisitos de seguridad estándar para el consumidor de las cunas/parques para bebé de tamaño reducido
> - EN 1930:2011, Artículos de uso y cuidado infantil – barreras de seguridad
> - ASTM F1004-12, Requisitos de seguridad estándar para el consumidor de puertas y recintos extensibles
> - AS 1926.1-2012, Seguridad de las piscinas – barreras de seguridad para piscinas
> - European Standard/Europäische Norm (EN) https://www.cen.eu
> - American Society for Testing and Materials (ASTM) http://www.astm.org
> - Normas de Australian Standards (AS) http://www.standards.org.au

Instalar barreras para controlar el acceso al agua

Las barreras para controlar el acceso al agua son una estrategia para prevenir los ahogamientos infantiles, pero en los países de ingresos bajos y medianos no existen las normas para este tipo de barreras. Sin embargo, es posible aprender de países de ingresos altos y adaptar sus normas (véase el recuadro 1).

⇩ Paso 1

Evaluar la situación con respecto a las barreras para impedir el acceso al agua

Véase la página 5

Como parte de su evaluación de la situación, considere cualquier intervención existente del sector de aprovechamiento del agua y reducción de los riesgos de desastre que puedan afectar al acceso o la exposición de la comunidad al agua.

⇩ Paso 2

Definir el/los grupo(s) beneficiario(s)

El grupo beneficiario dependerá del riesgo relacionado con el agua y la barrera más apropiada para protegerse contra el mismo; los parques pueden ser apropiados para los niños de edades comprendidas entre los 0 y 24 meses, aunque si se utilizan inadecuadamente pueden aumentar potencialmente las muertes por ahogamiento; barreras para puertas para niños entre 6 meses y 6 años; y barreras alrededor de pozos para niños entre 6 meses y 6 años. Vallar las casa rurales, incluida la instalación de un cierre de seguridad para niños en la puerta, puede impedir que los niños lleguen a pozos, embalses o canales de irrigación.

También se puede controlar el acceso potencialmente peligroso al agua por parte de niños mayores y adultos cubriendo, por ejemplo, pozos abiertos e instalando barandas en o alrededor del puntos de agua peligrosos, como cascadas, etc. Hay algunas intervenciones en países de ingresos altos que promueven o exigen el uso de barreras alrededor de masas de agua abiertas, como estanques en jardines o áreas rurales *(12)*.

⇩ Paso 3

Diseñar y poner en marcha intervenciones de instalación de barreras

Las cuatro intervenciones principales de instalación de barreras contenidas en el *Informe mundial sobre ahogamientos* son parques, barreras en las puertas, vallar las piscinas y cubrir cisternas, tanque o pozos.

Parques[6]

Un parque es una estructura cerrada con cuatro lados, normalmente con barras verticales o laterales con malla y una base *(8, 9)*.

---

[6] El uso indebido de parques puede aumentar el riesgo de muertes por ahogamiento.

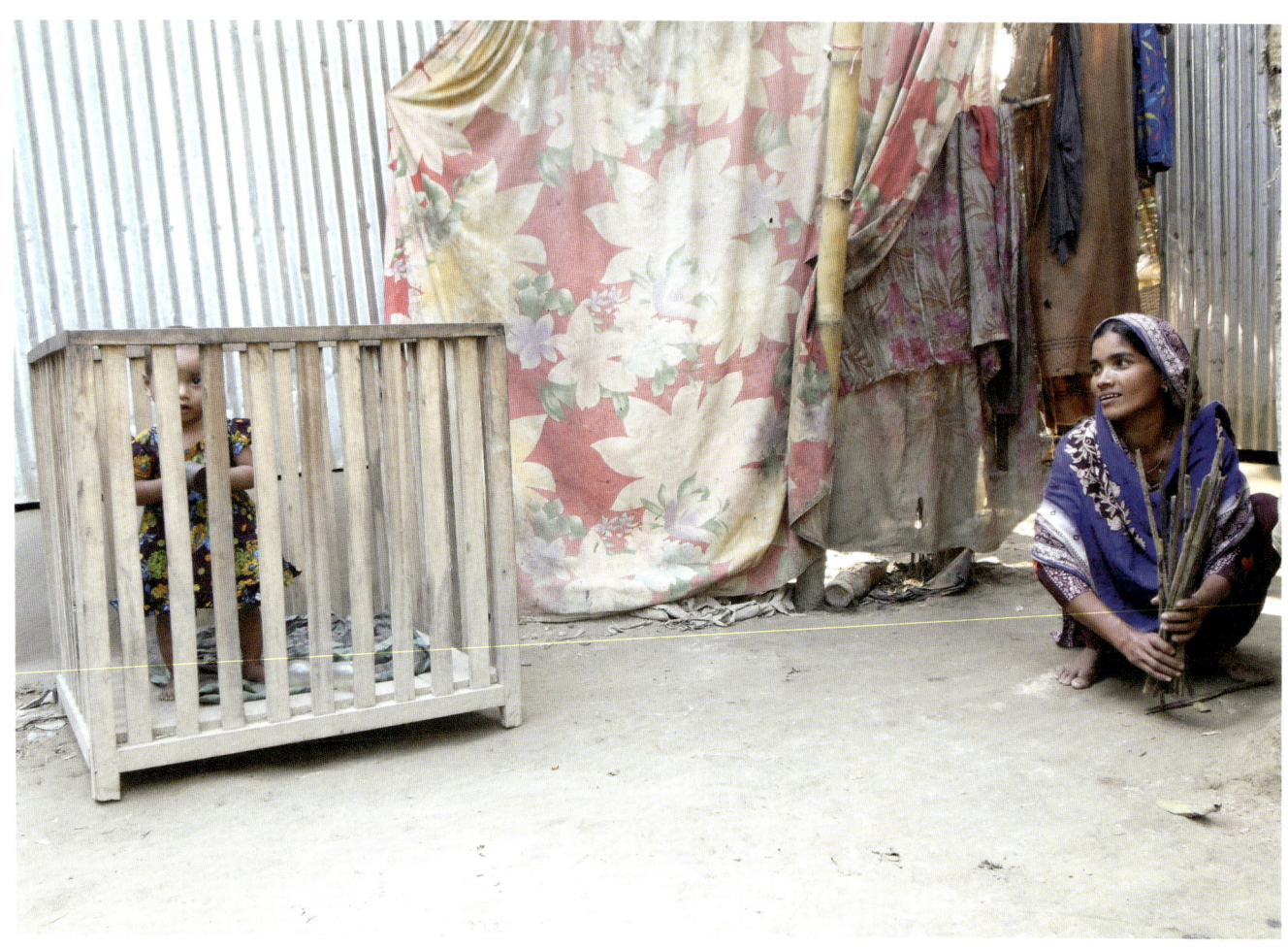

Las cuatro intervenciones principales de instalación de barreras son parques, barreras en las puertas, vallar las piscinas y cubrir cisternas, tanques o pozos.

Puede estar hecho a mano, comprado localmente o importado. Es importante garantizar que el material y el diseño del parque no provoquen lesiones ni planteen otros riesgos de salud para los niños. Cuando se utiliza como se recomienda (véase el recuadro 2), los parques son muy seguros *(13)*. Hasta la fecha, los programas de prevención de ahogamientos en países de ingresos bajos y medianos han utilizado una amplia variedad de parques hechos localmente o importados y materiales (como metal, madera, plástico, malla y tela) *(8–10, 14)*.

Los parques diseñados y construidos localmente deberían tener en cuenta el tamaño de casa habitual y el espacio disponible *(11)*. Los parques voluminosos o pesados pueden utilizarse menos si son difíciles de trasladar, mientras que los parques muy ligeros pueden ser inestables o no aguantar que un niño los golpee. Las barreras del parque deben ser verticales, ya que las horizontales pueden permitir que el niño escale y salga del parque *(15)*. Las barreras deben estar a una distancia máxima de 60 milímetros entre ellas *(16, 17)*.

Las altura lateral mínima recomendada para los parques es 0,5 m o 20 pulgadas (y para las cunas en las que duermen los niños, 0,66 m o 26 pulgadas) *(14, 16)*. Aunque la mayoría de los niños de 24 meses no pueden saltar una barrera de 0,66 m de altura, los niños de entre 24 meses y 4 años pueden saltar fácilmente barreras que duplican esa altura *(18)*. Por lo tanto, se considera que los parques ofrecen protección para los niños hasta los 2 años y los cuidadores deben ser informados acerca de su uso seguro, incluido cómo vigilar la capacidad del niño de salir (véase el recuadro 2).

> **Los niños maduran rápidamente y su capacidad física de saltar potencialmente fuera de un parque debe ser continuamente vigilada.**

Recuadro 2: Mensajes clave para el uso seguro de un parque *(17, 19, 20)*

Los parques no se deben considerar un mecanismo de seguridad infalible para prevenir las lesiones y si se usa de forma indebida puede aumentar el riesgo de muertes por ahogamiento. Los niños maduran rápidamente y su capacidad física de saltar potencialmente fuera de un parque debe ser continuamente vigilada. De manera similar, no se debería dejar a los niños en los parques sin supervisión durante períodos prolongados de tiempo. Los niños a los que se deja en parques pueden llorar y ser sacados por hermanos u otros miembros de la familia; si se les saca del parque pueden claramente moverse por su entorno y ahogarse. Los cuidadores que utilizan un parque deben ser conscientes de este riesgo.

- Coloque el parque en un lugar seguro lejos del fuego, fuentes de calor u otros riesgos.
- Mantenga el parque lejos de cuerdas, tendederos, cuerdas suspendidas, etc. ya que suponen un riesgo de estrangulación.
- Coloque el parque en el suelo y en una superficie plana.
- No lo utilice si es inestable o la estructura es deficiente.
- No lo utilice si el niño puede salir.
- No lo utilice si hay partes rotas, fisuras o bordes, esquinas o superficies cortantes o irregulares.
- No lo utilice si hay salientes como tuercas o tornillos que pueden estrangular a un niño si se queda enganchada ropa.
- No lo utilice si faltan barras.
- No utilice mantas, envolturas, colchas o sábanas cuando el niño esté en el parque, ya que pueden aumentar el riesgo de asfixia.
- Los colchones del parque deben ser firmes y ajustados.
- No ponga juguetes o cajas grandes en el parque, ya que el niño puede utilizarlos para salir.
- No se deberían atar juguetes ni otros objetos en la esquina o encima de la barandilla del parque porque el niño se puede estrangular con ellos.
- Compruebe la barandilla para ver si hay agujeros o partes desgarradas, ya que los niños pueden morder la parte superior de la barandilla cuando les salen los dientes; deje de usarlo si no se repara.
- Nunca deje a los niños jugar con envoltorios o bolsas de plástico.
- No ate nada alrededor del cuello de un niño (hilos, amuletos, collares, baberos, chupetes, etc.) para evitar que el objeto atado no se quede atascado en el parque.
- No cubra el parque cuando el niño se encuentre dentro.

> Véase la página 23

Barreras para las puertas

Aunque no existe una definición estándar de una barrera para la puerta, en los países de ingresos altos las barreras de seguridad que se comercializan (a veces denominadas puertas de seguridad o barreras para bebés) se utilizan para prevenir lesiones entre los niños muy pequeños en la casa. Las normas pertinentes figuran en el recuadro 1. Las barreras para las puertas se han instalado en una serie de países para prevenir el ahogamiento, como las Filipinas *(21)* y Bangladesh *(10)*. Todos los miembros de la familia deben asegurarse de cerrar la barrera detrás de ellos o, todavía mejor, utilizar una barrera que se cierre automáticamente. Como ocurre con los parques, es necesario controlar la capacidad del niño de escalar la barrera, aunque cabe señalar que las barreras para las puertas pueden ser más altas que los parques.

Es importante asegurarse de que el niño no puede abrir la barrera y normalmente esto implica la instalación de un mecanismo que requiera para abrirlo una fuerza mayor de la que tiene el niño o un mecanismo complejo (por ejemplo, uno para el que el usuario tenga que apretar y levantar simultáneamente).

Vallar las piscinas

La legislación que exige el aislamiento o vallar por los cuatro lados la piscina con verjas que se cierran o enganchan automáticamente puede reducir los ahogamientos entre los niños en piscinas *(5)*. Además, aumentar la altura de la valla dificulta el que el niño pueda escalarla (una barrera de 1,4-1,5 m de altura resulta efectiva para niños menores de 6 años) *(15, 18)*. Las barreras no deberían poder escalarse, deberían ser robustas y ser inspeccionadas periódicamente para detectar defectos que puedan permitir la entrada.

Cubrir pozos, tanques y cisternas

Los pozos abiertos, las cisternas subterráneas y los contenedores de agua aumentan el riesgo de ahogamiento infantil *(22)*. Cubrir y asegurar (o vaciar) estas fuentes de agua (como poner boca abajo un cubo para lavar después de utilizarlo) puede prevenir los ahogamientos. Una barrera física alrededor de un pozo o cisterna debe ser resistente, lo suficientemente alta para impedir que los niños o los adultos se caigan dentro y estar diseñada para que los niños pequeños no puedan escalarla. Otra intervención para reducir la necesidad de las personas de acceder a masas de agua potencialmente peligrosas podría ser instalar cañerías subterráneas, sistemas de riego cerrados o una bomba para sacar agua de forma segura, aunque el impacto de estas medidas en los ahogamientos no se ha estudiado extensamente.

⇩ Paso 4

Aplicar la legislación para apoyar las intervenciones

Como se ha mencionado, la legislación que exige el aislamiento o vallar por los cuatro lados la piscina con verjas que se cierran o enganchan automáticamente ha aumentado la efectividad de esta intervención en algunos países. Sin embargo, para que la legislación sea eficaz, todas las piscinas – antiguas y nuevas – deben respetarla *(9, 23)*. Puede que el vallado estricto de las piscinas no sea eficaz si el nivel de cumplimiento es bajo y se

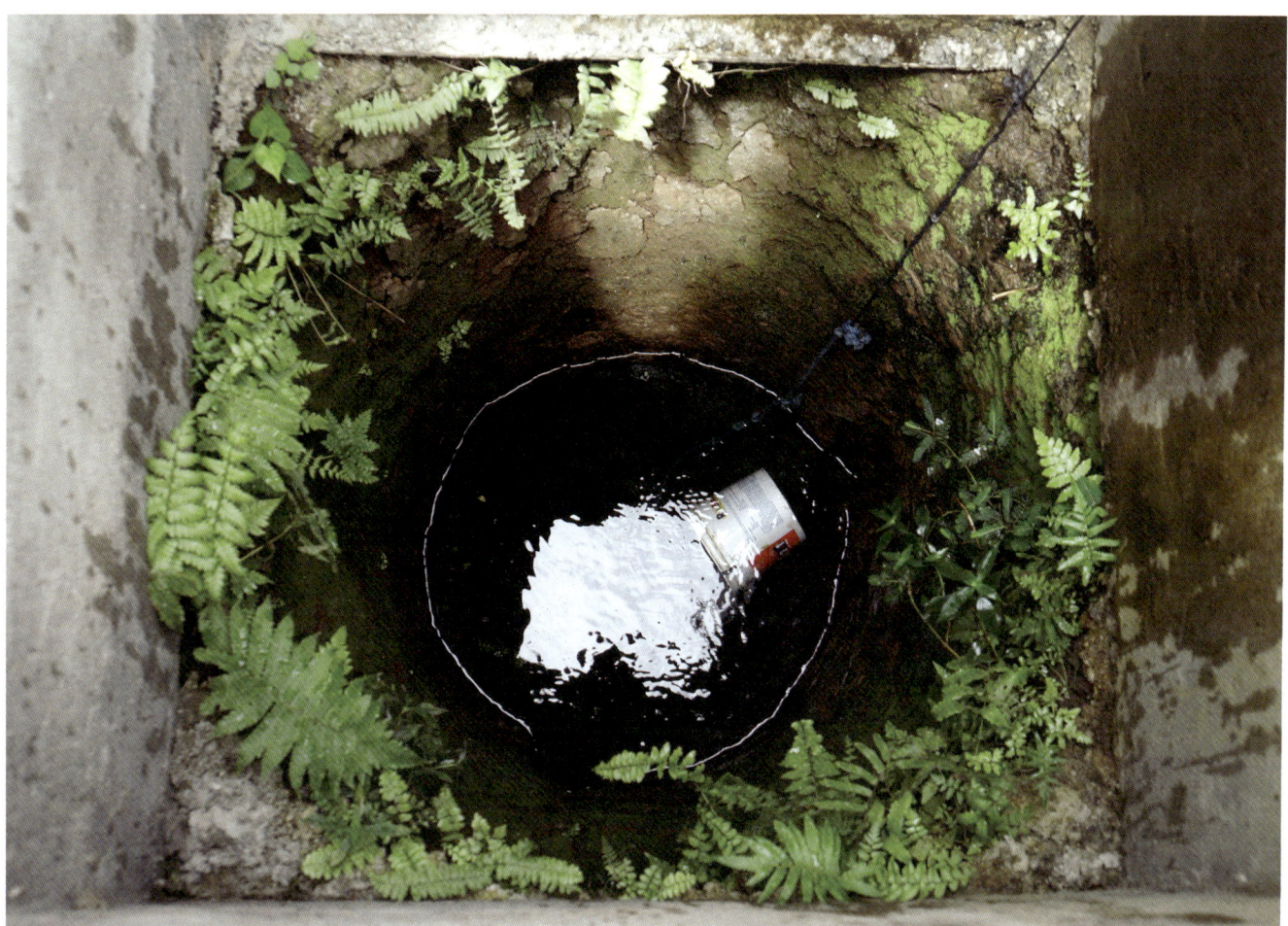

Una barrera física alrededor de un pozo o cisterna debe ser resistente, lo suficientemente alta para impedir que los niños o los adultos se caigan dentro y estar diseñada para que los niños pequeños no puedan escalarla.

debe acompañar de esfuerzos de sensibilización dirigidos a la comunidad y de medidas de cumplimiento *(24, 25)*. La legislación relativa al cubrimiento de pozos y cisternas abiertos (o la desactivación de los abandonados que pueden acumular agua) también puede prevenir los ahogamientos, aunque se trata de otra área en la que la investigación puede ayudar a aclarar el posible impacto.

⇩ Paso 5

Supervisar y evaluar las intervenciones

Aunque no es posible hacer un seguimiento de la instalación de parques y barreras para las puertas y el cubrimiento de pozos y contenedores de agua (a no ser que forme parte de un estudio de investigación), la supervisión y la evaluación se pueden centrar en si se están divulgando mensajes seguros y apropiados, por ejemplo sobre qué tipo de parques se deberían proporcionar y cómo deberían estar construidos; la disponibilidad de parques y barreras para las puertas seguros; y la evaluación del uso de parques y barreras cuando se investigan los casos de ahogamiento.

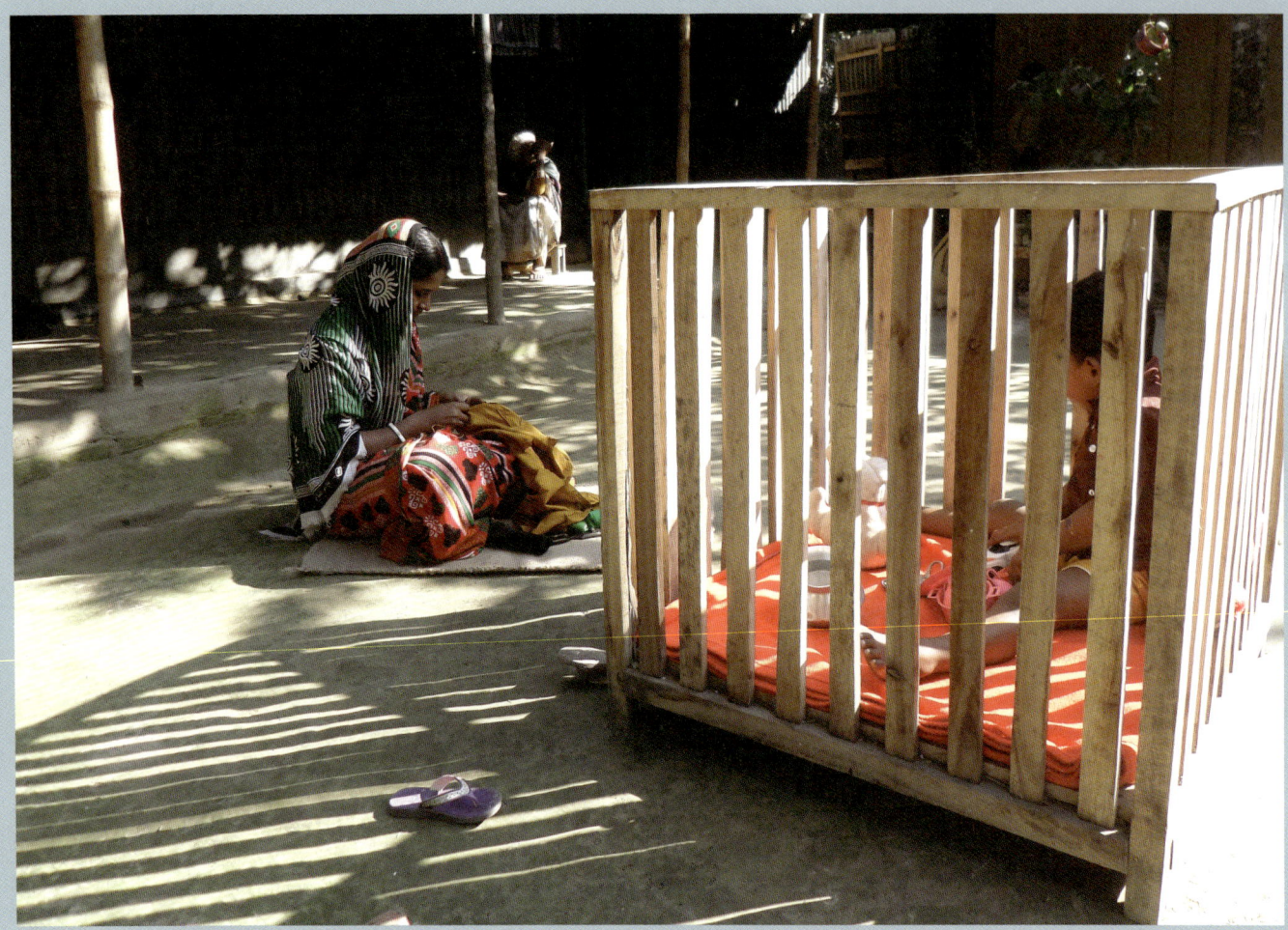

Estudio de caso
Poner en marcha el uso de parques[7] y servicios de guardería, Bangladesh

«Saving of Lives from Drowning» (SoLiD) es un estudio de investigación sobre la implementación a gran escala que se está realizando en siete subdistritos de Bangladesh para evaluar la eficacia y la costoeficacia de dos intervenciones para la prevención de los ahogamientos – los parques y la guardería – entre niños menores de 4 años. Participan en el estudio unos 75 000 niños en entre 9 y 36 meses. Los niños que participan reciben o un parque o acceso a una guardería, o ambos.

Se distribuyen dos tipos diferentes de parques fabricados localmente (madera y plástico). Se hace un seguimiento de los niños que participan a intervalos periódicos como parte de una evaluación del cumplimiento y para ofrecer apoyo y formación a los cuidadores.

Las conclusiones preliminares indican que tanto las intervenciones con parque como las intervenciones con guardería son aceptables para la comunidad a fin de prevenir los ahogamientos infantiles y la incidencia de ahogamientos entre los niños de entre 0 y 4 años en el área del estudio es tres veces inferior a las tasas históricas *(8, 9)*.

---

7   El uso indebido de parques puede aumentar el riesgo de muertes provocadas por ahogamientos.

3 Enseñar a los niños en edad escolar (mayores de 6 años) a nadar y competencias para la seguridad en el agua

El ahogamiento es una de las causas principales de mortalidad infantil en países de todos los niveles de ingresos, aunque en los países de ingresos bajos y medianos se concentra más del 90% de los ahogamientos infantiles en todo el mundo *(27)*. Esto ha aumentado el interés en enseñar competencias de natación como una forma de prevenir el ahogamiento.

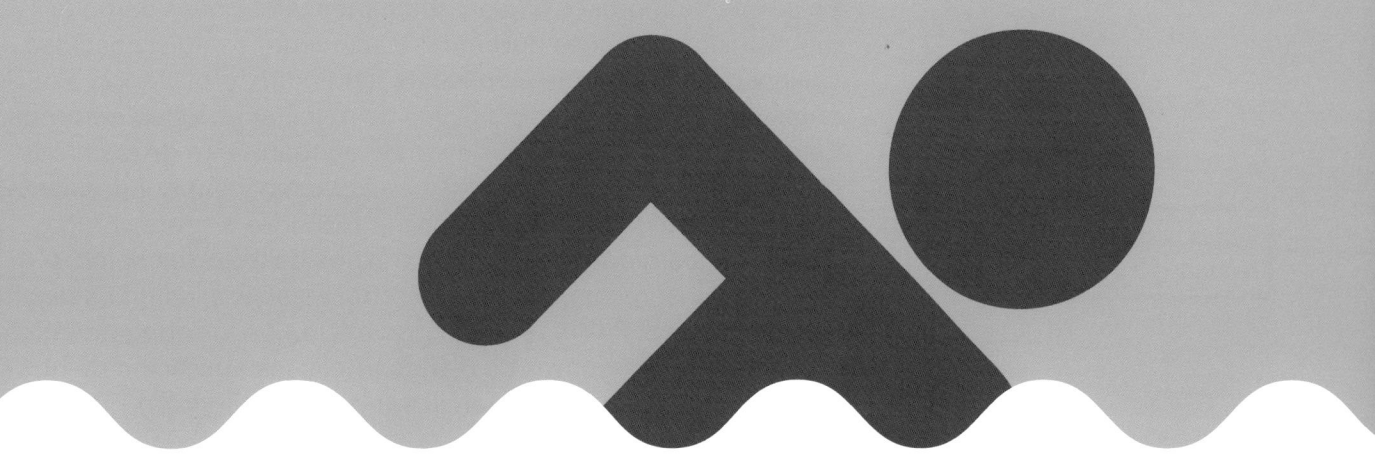

Globalmente, los índices de ahogamiento son más elevados en la primera infancia y disminuyen rápidamente en la mediana infancia. En los países de ingresos bajos y medianos, los índices de ahogamiento siguen disminuyendo en la adolescencia *(28)*, pero aumentan en muchos países de ingresos altos debido a los ahogamientos causados por actividades de ocio en lugares como lagos y ríos. En los países de ingresos bajos y medianos los niños se ahogan en masas de agua cercanas durante actividades diarias *(29)*. La prevención de los ahogamientos en estos entornos diferentes exige distintas competencias y cualificaciones.

Beneficios observados al enseñar competencias de natación y seguridad en el agua

Hasta hace poco no se había determinado que enseñar a los niños a nadar los protege de los ahogamientos. Un examen realizado en 2014 de los programas de natación y formación en los países de ingresos altos reveló pocos datos empíricos concluyentes de la reducción de los ahogamientos debido a la capacidad de nadar *(30)*. Sin embargo, el examen reveló tres estudios de casos y controles que mostraban la relación entre recibir lecciones de natación o la habilidad de nadar adquirida naturalmente y la disminución de los ahogamientos *(31–33)*. Además, reveló un ensayo, el ensayo de cohortes SwimSafe *(34)*, que mostró una verdadera reducción de los ahogamientos mortales entre los niños en edad escolar en las zonas rurales de Bangladesh (véase el estudio de caso).

Las escuelas son el punto preferido donde introducir cursos de natación y seguridad en el agua.

Enseñar a un niño a nadar puede ser peligroso si no se adoptan las medidas de seguridad apropiadas. Reconociendo esto, los países de ingresos altos han elaborado programas oficiales para enseñar a los niños a nadar que a menudo están apoyados por el gobierno, respaldados por el plan de estudios de las escuelas, certificados por órganos apropiados, impartidos por instructores formados y acreditados, evaluados en relación con la efectividad de la enseñanza y puestos a prueba para la seguridad. En general, los niños que participan en ellos son mayores de 6 años, son examinados para ver si corren riesgos (por ejemplo, epilepsia, asma, discapacidades) y se les enseña en aguas limpias, transparentes y poco profundas con límites muy visibles. La natación es uno de los componentes que se enseñan en un programa que incluye seguridad en el agua y rescate seguro, y conocimientos y actitud hacia el agua.

Véase página 36, recuadro 3 y 4

En países de ingresos bajos y medianos, afecciones como la malnutrición, lesiones durante el nacimiento con discapacidad física y/o mental, asma y epilepsia tienen una prevalencia alta antes de los 6 años y son difíciles de detectar en estos entornos. Esto puede incrementar el riesgo de ahogamiento de los niños menores de 6 años durante las clases de natación si sufren estas afecciones no detectadas (véanse el recuadro 3 sobre cómo enseñar a los niños a nadar en entornos de ingresos bajos y medianos y el recuadro 4 sobre cómo enseñar a los niños de alto riesgo a nadar). Por lo tanto, la prevención de los ahogamientos entre los niños menores de 6 años implica la aplicación de otras estrategias como las barreras al agua y la supervisión competente.

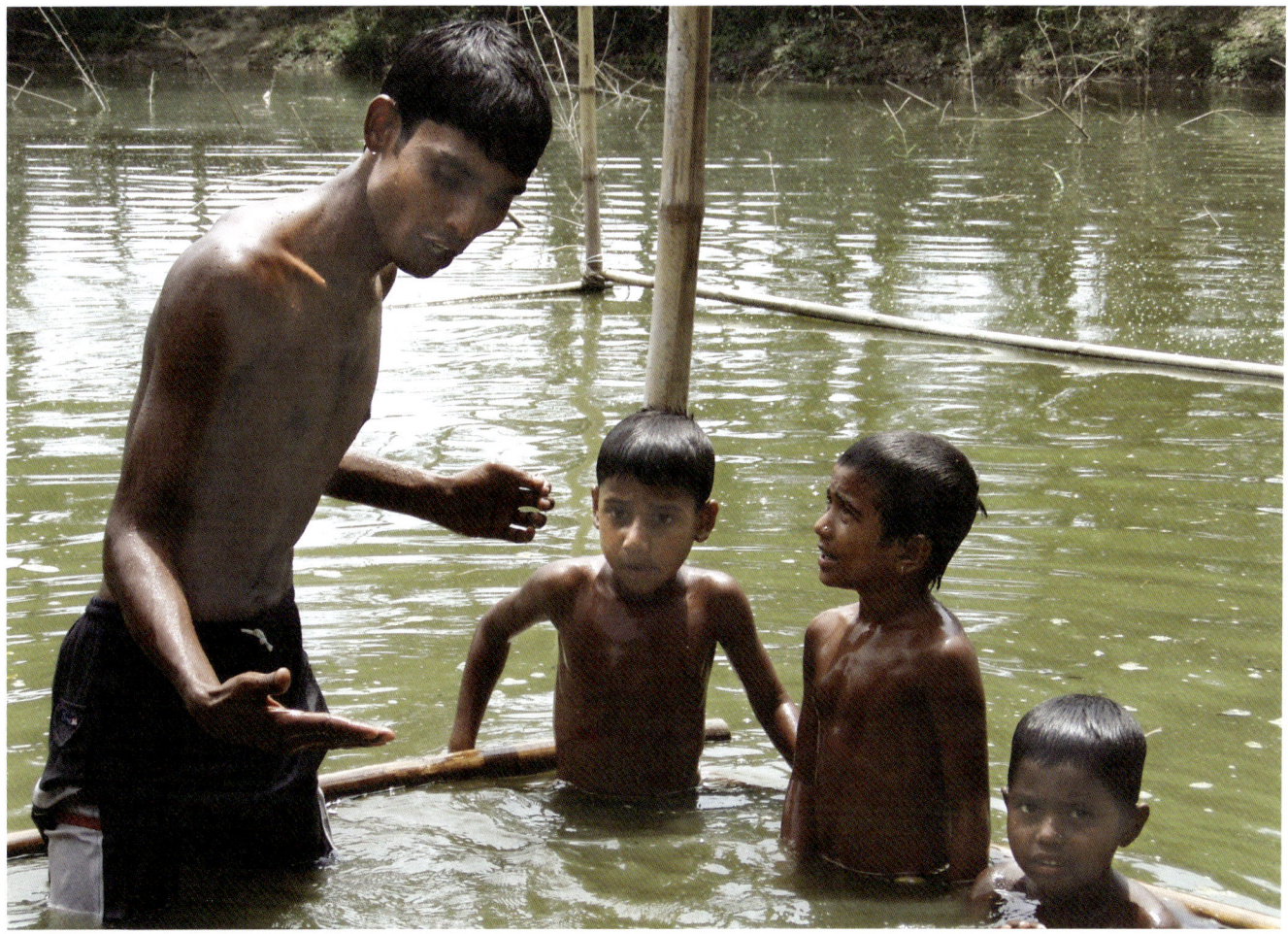

Llevar a la práctica la enseñanza de competencias de natación y seguridad en el agua

⬇ Paso 1

Evaluar la situación con respecto a las competencias de natación y seguridad en el agua

Incluya a las escuelas como parte de su evaluación de la situación. Las escuelas son el punto preferido donde introducir cursos de natación y seguridad en el agua porque pueden ofrecer lugares de formación con docentes ya experimentados en la gestión de clases y que tienen credibilidad con los padres; personal sanitario in situ; y (potencialmente) acceso a lugares seguros, de acceso controlado y vallados para las piscinas (véase el recuadro 5 sobre las ventajas de la formación en escuelas en países de ingresos bajos y medianos).

> Véase la página 5

> Véase la página 38

⬇ Paso 2

Definir el grupo beneficiario

El grupo beneficiario debería restringirse a los niños mayores de 6 años a los que se han hecho pruebas y en los que no se han detectado afecciones subyacentes que hacen que corran un mayor riesgo.

Los protocolos relativos a la enseñanza impartida a niños que corren un mayor riesgo todavía están siendo objeto de investigaciones y están siendo definidos; en su ausencia, los

programas escolares que utilizan a personal con formación médica para la detección de afecciones y con profesores de natación calificados que utilizan un programa diseñado para niños que corren un mayor riesgo son condiciones previas.

Se están probando en el momento de elaboración de este documento los procedimientos de gestión de riesgos y de enseñanza para permitir a los niños menores de 6 años participar de forma segura en el programa SwimSafe. Los datos empíricos disponibles hasta la fecha de SwimSafe sugieren que el porcentaje de niños que finalizan con éxito la formación del programa SwimSafe no supera el 80% hasta los 8 años de edad.

⬇ Paso 3

Seleccionar el lugar para los cursos

La enseñanza de competencias de natación y seguridad en el agua en un entorno escolar tiene muchas ventajas y ofrece la mayor medida de protección para los niños (véase el recuadro 5). En entornos con niveles elevados de ahogamientos, las masas naturales de agua suelen ser abundantes. El propio programa SwimSafe fue desarrollado para su uso en diferentes masas de agua: piscinas en el suelo, piscinas portátiles, estanques, embalses, lagos y playas. Todos los lugares deben adaptarse por motivos de seguridad y gestión de riesgos. Los estanques y los embalses deben contar con plataformas valladas y subsuperficiales para proporcionar profundidades seguras y uniformes. Las masas de agua ilimitadas como los lagos también requieren plataformas subsuperficiales, así como límites físicos para garantizar que no se exceda la separación segura entre instructor y estudiante. Las playas requieren límites flotantes para contener a los estudiantes, una ubicación estratégica del lugar para los cursos a fin de evitar las corrientes fuertes y otros riesgos, y prestar atención a las mareas para asegurarse de no superar la profundidad segura.

Aunque los riesgos microbianos pueden ser un problema, especialmente en los estanques rurales, la mayor preocupación en materia de seguridad es la mala visibilidad en el agua; si un niño sufre convulsiones, se cae o pierde el conocimiento en aguas turbias, no se le puede ver cuando está sumergido. Si el agua no es clara, la gestión de riesgos depende de la exclusión de niños con mayores riesgos,[8] minimizar la distracción de los instructores, garantizar la presencia de monitores de seguridad y mantener clases con pocos niños. Las enfermedades transmitidas por el agua pueden ser un problema en algunos países de ingresos bajos y medianos. Por ejemplo, la esquistosomiasis puede representar una barrera considerable para la puesta en marcha de programas de natación en agua dulce de gran escala en África.

> Véase la página 37

> **Los cursos de natación deberían ser impartidos por adultos que sean hablantes nativos, procedan de la cultura local, y estén formados y cualificados tanto en la enseñanza de natación como en cómo mantener la concentración y la disciplina con grupos de niños.**

---

[8] A no ser que, como se menciona en el paso 3, «Definir el grupo beneficiario», el programa sea escolar y utilice personal con formación médica para la detección de afecciones, y profesores de natación cualificados que utilicen un programa concebido para niños con un mayor riesgo.

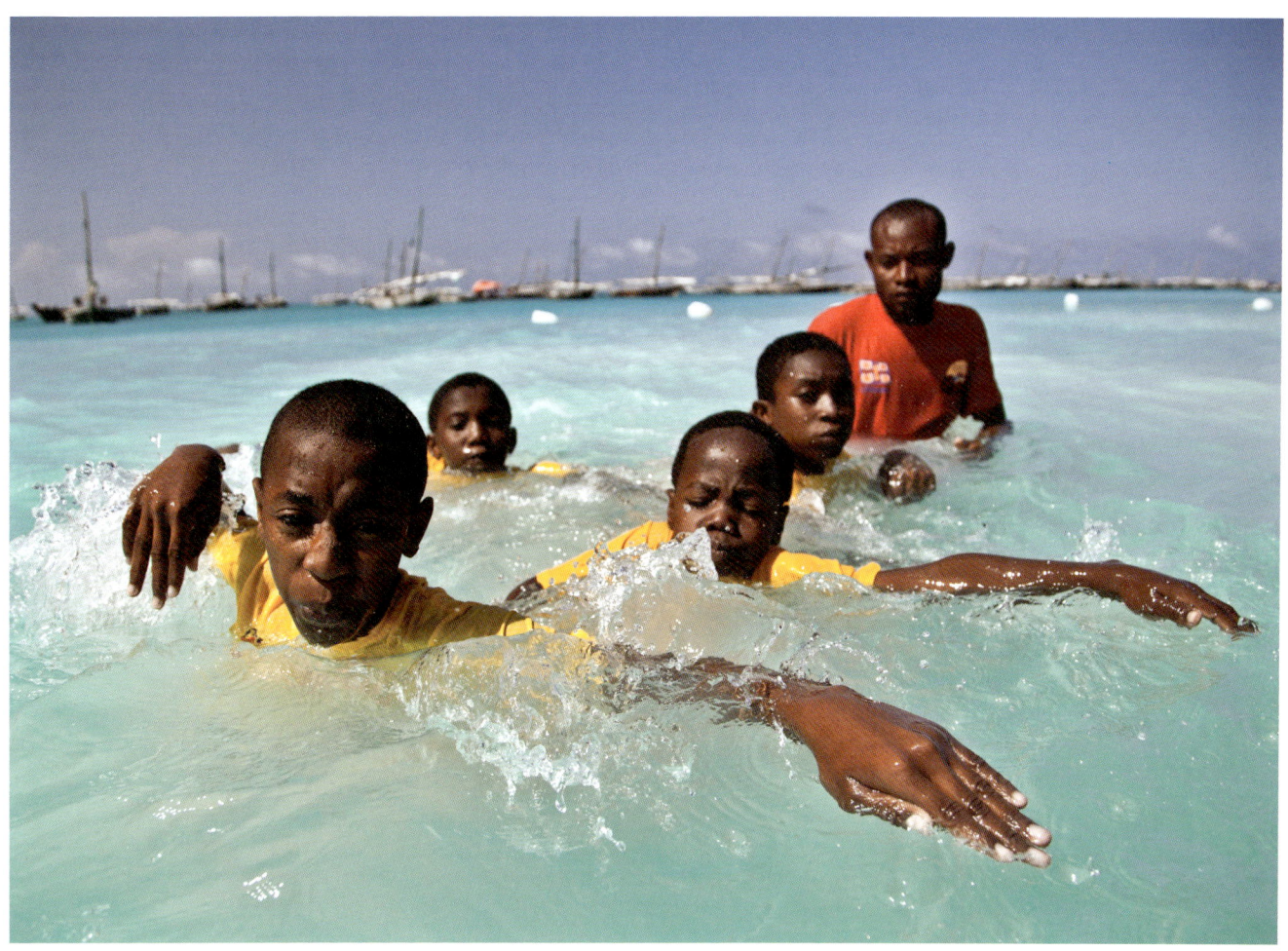

⬇ Paso 4

Select and train instructors

Los cursos de natación deberían ser impartidos por adultos que sean hablantes nativos, procedan de la cultura local, y estén formados y cualificados tanto en la enseñanza de natación como en cómo mantener la concentración y la disciplina con grupos de niños: los profesores de escuelas (preferentemente hombres y mujeres) son ideales. Swimsafe —el programa a mayor escala, mejor estudiado y evaluado— indica que las proporciones instructor-estudiante no debe superar 1:5 y pueden ser inferiores (1:1, 1:2, 1:3 o 1:4)[9] dependiendo de las necesidades de supervisión, particularmente con niños de entre 6 y 9 años. En países de ingresos bajos y medianos donde las verificaciones de antecedentes nos son robustas o posibles, la participación de la comunidad en la selección de los instructores puede ser útil para la protección de los niños. Las referencias de «buena reputación» y la vigilancia constante por líderes de la comunidad pueden ser la única alternativa al sistema de verificación de antecedentes utilizados en países de ingresos altos (véase el recuadro 6 relativo a las preocupaciones que plantea el uso de profesores voluntarios de países de altos ingresos).

> Véase la página 38

En Bangladesh, los instructores de natación son seleccionados de la comunidad (aproximadamente el mismo número de hombres y mujeres); formados y cualificados en el programa SwimSafe, reanimación cardiopulmonar (RCP) y primeros auxilios; y

---

[9] El único lugar en el que estos porcentajes se han puesto a prueba en un programa no escolar en zonas rurales es como parte del programa SwimSafe

formados para hacer un cribado de niños que corren riesgos. En Tailandia y Viet Nam, los profesores de escuelas primarias de ambos sexos están formados y cualificados en SwimSafe, RCP y primeros auxilios. El reconocimiento médico de los estudiantes es realizado por el personal de enfermería de las escuelas.

⬇ Paso 5

Implicar a los padres

Los padres deberían participar en la evaluación y el cribado de sus hijos para los programas de natación, y asistir a sesiones informativas. Deberían dar su consentimiento informado y recibir información sobre el programa, la cual estará adaptada a un nivel de alfabetización bajo cuando proceda. La información facilitada a los padres debería centrarse en la seguridad en el agua, la importancia de la supervisión activa y cómo rescatar de forma segura a un niño que se esté ahogando. La involucración de los padres es clave en SwimSafe. A menudo el permiso de los padres depende de que se satisfagan normas culturales (por ejemplo, instructores del mismo sexo) y los padres constituyen la fuente principal para la detección de riesgos, ya que conocen mejor las enfermedades actuales y los episodios anteriores de crisis, asma, etc.

⬇ Paso 6

Hacer un seguimiento y evaluar

Los indicadores relativos al proceso y los resultados que se deberían registrar incluyen información personal de todos los niños que participan en el programa (por ejemplo, edad, sexo, nombre del niño, nombre de los padres y direcciones); el nivel de cualificación obtenido (por ejemplo, fechas de matrícula y fecha de graduación, fracaso o abandono del programa); y cualquier lesión o eventos adversos.

Los países de ingresos altos ya cuentan con protocolos para enseñar a nadar a niños de alto riesgo, pero este no es el caso en entornos de ingresos bajos y medianos.

Recuadro 3: Enseñar a los niños a nadar en entornos de ingresos bajos y medianos

Basándose en datos empíricos actuales, se puede recomendar lo siguiente para enseñar a nadar a niños en entornos de ingresos bajos y medianos:

- Matricular a niños mayores de 6 años.
- Obtener el consentimiento informado de los padres, un historial de salud y desarrollo del niño y los deseos de los padres con respecto a cuestiones de índole cultural (como los bañadores y el sexo del instructor).
- Utilizar a dispensadores de atención de salud formados (si es posible) para examinar a los niños para detectar afecciones que aumenten el riesgo; si no hay disponibles, formar y certificar la formación de instructores en la detección de estas afecciones.
- Utilizar programas cuya seguridad ha sido verificada y que hayan demostrado (como mínimo) poder capacitar a los niños para nadar 25 metros y mantenerse a flote durante 30 segundos (por ejemplo, el programa SwimSafe; véase el estudio de caso).
- Utilizar a instructores locales cualificados en el programa, primeros auxilios y RCP.
- Si es posible, utilizar instructores que tengan la formación y experiencia de enseñar y manejar grupos de niños (por ejemplo, profesores de escuela); de no ser así, proporcionar formación sobre la gestión de niños y entorno de aprendizaje.
- Enseñar en masas de agua modificadas para la seguridad y con agua transparente cuando sea posible.
- Asegurarse de que los programas vigilen de cerca las actividades de aprendizaje para garantizar una enseñanza eficaz y el cumplimiento de las normas de seguridad (por ejemplo, proporciones adecuadas de estudiantes-profesores).
- Realizar una vigilancia activa de lesiones y efectos adversos entre los niños participantes.
- Mantener registros de todos los niños participantes, incluida información personal sobre el niño y los padres y detalles sobre la asistencia, la matrícula, la graduación, el fracaso o el abandono, las lesiones u otros resultados adversos.

Recuadro 4: Enseñar a nadar a niños de alto riesgo

Los países de ingresos altos ya cuentan con protocolos para enseñar a nadar a niños de alto riesgo, pero este no es el caso en entornos de ingresos bajos y medianos (excepto los protocolos de investigación de SwimSafe). Algunos lugares para los cursos en países de ingresos bajos y medianos son mucho más peligrosos que otros a la hora de enseñar a nadar a niños de alto riesgo (es decir, programas de enseñanza rurales y descentralizados que no dependen de escuelas). Los pocos datos empíricos de los que se dispone sugieren que el seguimiento y la evaluación eficaces son muy difíciles y que esa situación crea un riesgo que contravendría las normas de protección del niño. Sin embargo, aunque carecemos de datos empíricos, los programas escolares podrían abordar la mayoría de estas cuestiones para que los niños de alto riesgo aprendan a nadar. Así, un enfoque razonable sería enseñar a nadar a niños de alto riesgo en programas escolares y vigilar de cerca esta enseñanza.

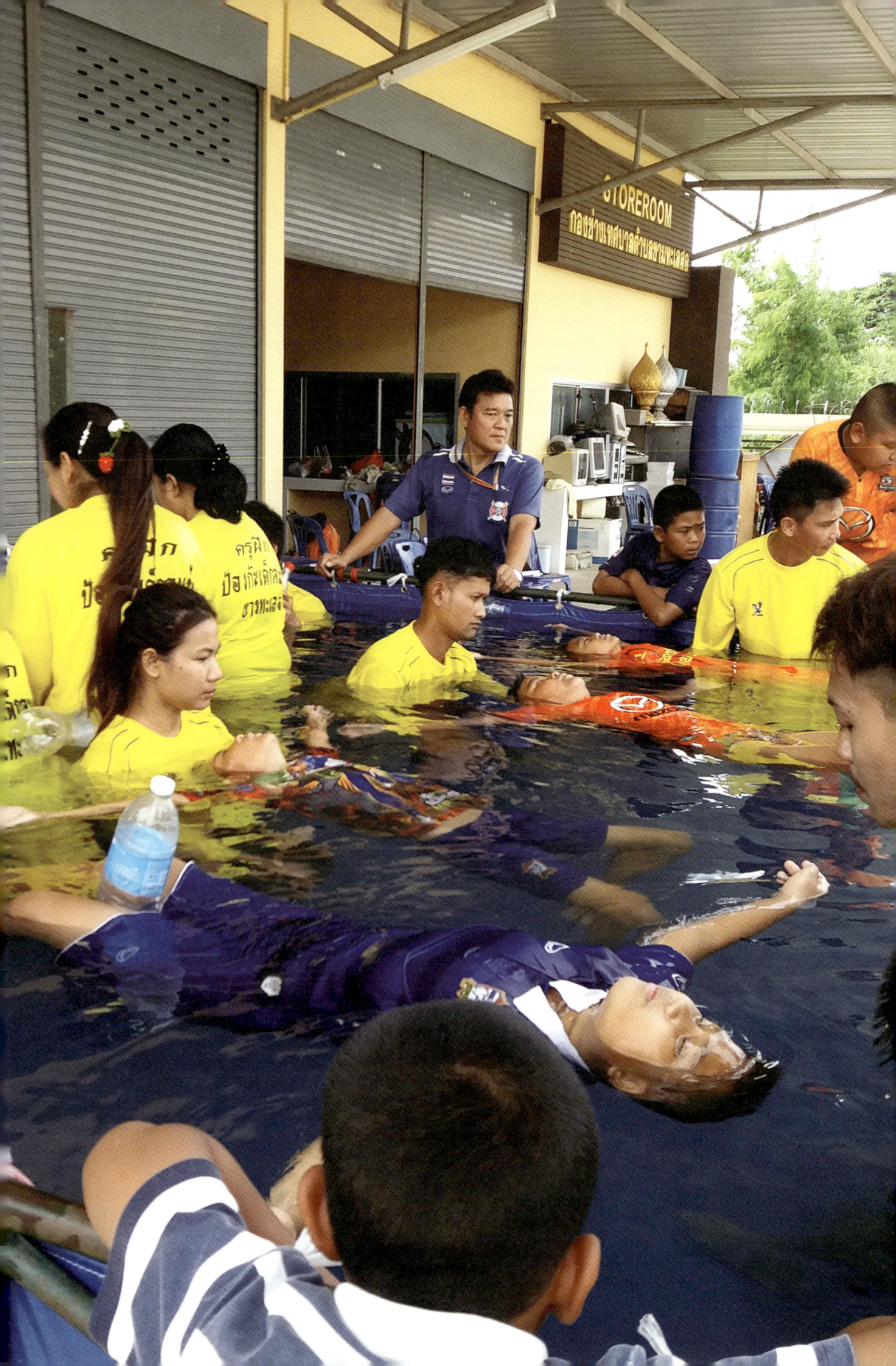

Recuadro 5: Ventajas de la formación en escuelas en los países de ingresos bajos y medianos

Cuando sea posible, es conveniente impartir la formación en las escuelas, ya que se trata de un entorno que ofrece la combinación óptima de factores en los países de ingresos bajos y medianos:

- Los niños del mismo curso tienen una edad y un desarrollo físico similares, lo cual contribuye a la eficiencia de la enseñanza.

Los profesores formados en gestión de las aulas tienen competencias para evitar los trastornos y las distracciones mientras enseñan natación.

- Las escuelas mantienen registros de asistencia diaria para detectar posibles lesiones e investigar el abandono escolar.
- Es fácil celebrar reuniones en las escuelas con los padres para pedir permiso, detectar los riesgos de los niños y enseñar seguridad en el agua y supervisión.
- Muchas escuelas cuentan con una enfermera que puede examinar a los niños para detectar afecciones que podrían ponerles en peligro y a menudo también hay personal formado en primeros auxilios y RCP de las instalaciones sanitarias escolares.
- Muchas escuelas tienen guardias de seguridad y proporcionan una mayor seguridad y vallas para las piscinas.
- El terreno de la escuela se puede utilizar como lugar para la formación si la escuela cuenta con una piscina; de no ser así se pueden utilizar piscinas transportables.
- Las clases de natación antes y después de las horas lectivas, así como durante las vacaciones de verano, han tenido éxito.

Recuadro 6: *Voluntarismo* (turismo de voluntariado): advertencia

El «volunturismo» combina el voluntariado y el turismo y hace referencia a los residentes de un país de altos ingresos que viajan a países de ingresos bajos o medianos para ofrecer sus aptitudes, tiempo y recursos durante breves períodos de tiempo a las comunidades locales. Sin embargo, estas son las inquietudes que plantea:

- El valor de desarrollo es discutible; la seguridad, los efectos en la comunidad, el reemplazo de puestos de trabajo locales y la falta de costoeficacia y sostenibilidad son algunas de las desventajas identificadas.
- Las barreras y los riesgos incluyen la falta de conocimiento del idioma y la cultura locales y cuestiones relativas a la protección de los niños.
- Muchos lugares en los que los niños corren el mayor riesgo de ahogamiento están lejos de ser destinos turísticos.

Fuente: Wesby M. *The help and harm of the 173 billion voluntourism industry*. The Wilson Quarterly [sitio web]. 23 de julio de 2015.

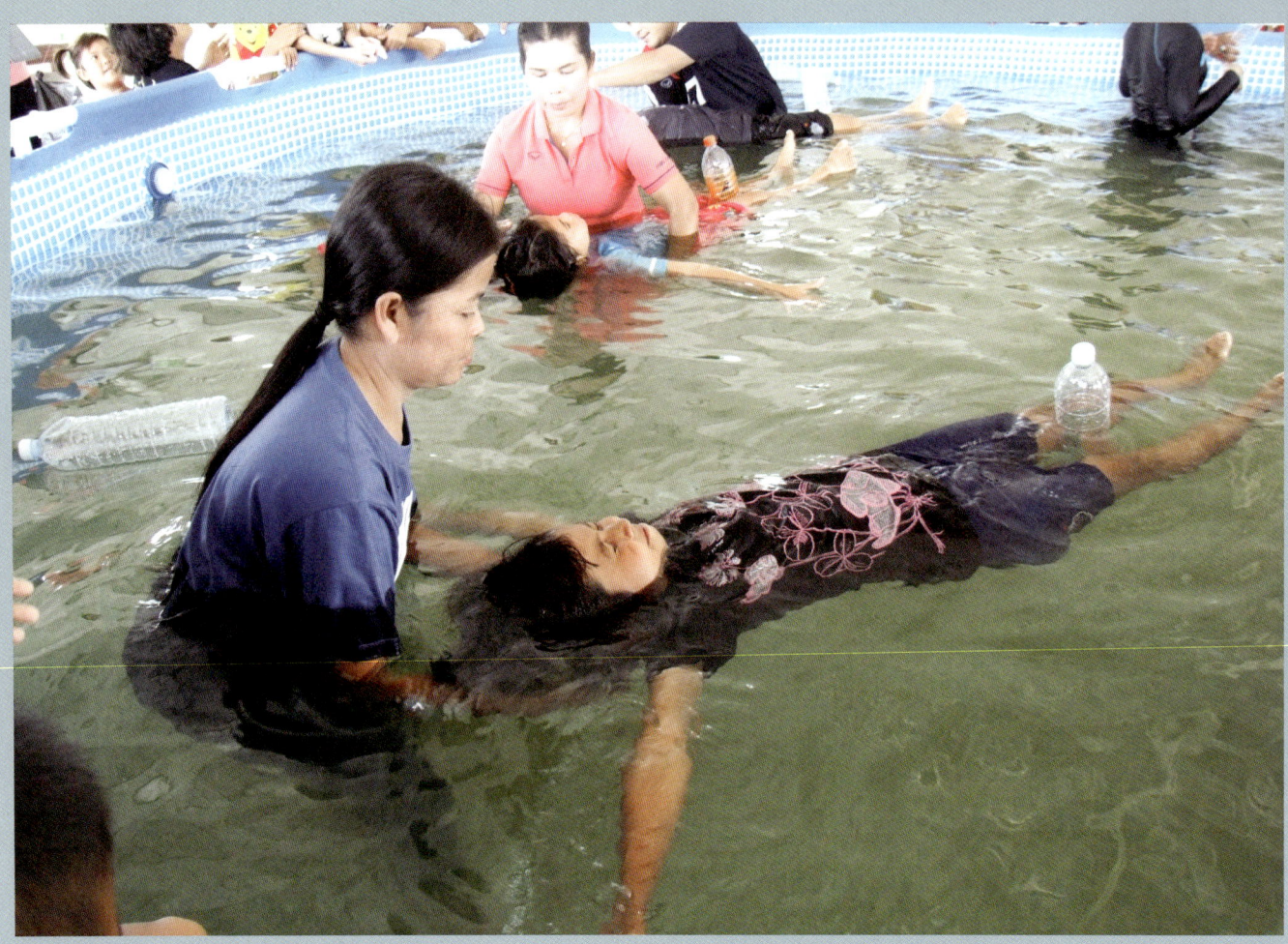

Estudio de caso
Programa SwimSafe en Bangladesh, Tailandia y Viet Nam

SwimSafe es un programa puesto en marcha en Bangladesh, Tailandia y Viet Nam que ofrece información práctica sobre cómo enseñar a los niños a nadar en entornos de ingresos bajos y medianos *(35)*. Desde 2006, SwimSafe ha enseñado a más de 525 000 niños en diversos lugares en estos tres países. La experiencia destaca los riesgos y los peligros presentes en entornos de ingresos bajos y medianos y muestra el potencial de enseñar a nadar como intervención de salud pública. Ofrece datos empíricos sólidos de que los niños que pueden nadar 25 metros y mantenerse a flote durante 30 segundos registran tasas de ahogamientos mortales más bajas en lugares donde se producen ahogamientos en países de ingresos bajos y medianos. Muestra que la mayoría de los niños menores de 6 años no pueden alcanzar este nivel de aptitudes en 21 lecciones. Lo que es más importante, un estudio de seguimiento ha revelado que no lleva a un mayor nivel de riesgo o a comportamientos de alto riesgo en el agua *(36)*.

La experiencia en los tres países ha demostrado la importancia de controlar los factores relativos al lugar, los padres, el niño al que se enseña, los instructores y la estructura del programa (véanse los pasos clave para estos factores). El programa SwimSafe enseña entre 18 y 22 aptitudes básicas de natación y supervivencia en el agua en un máximo de 20 lecciones. Los cursos se imparten con una proporción máxima de 1 instructor por cada 5 alumnos (puede que haya menos alumnos en función de las necesidades de supervisión, en particular con niños de entre 6 y 9 años).

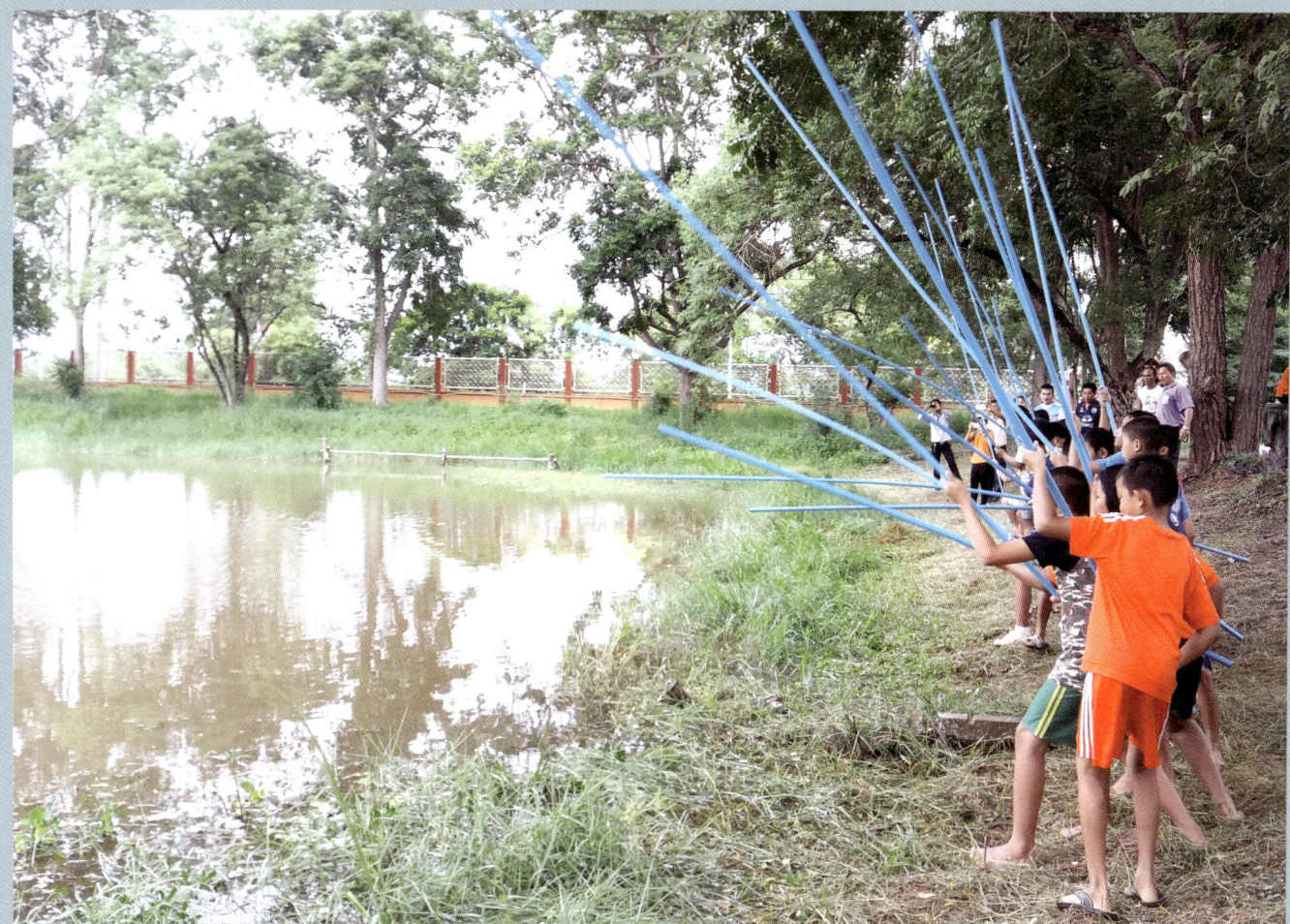

Las aptitudes/competencias que se enseñan son:

3 aptitudes de respiración:

- poner la cara en el agua
- sumergirse y hacer burbujas
- aguantar la respiración y exhalar mientras está sumergido

10 aptitudes de natación:

- caminar en el agua
- caminar dando brazadas
- flotar en el agua con ayuda
- flotar en el agua sin ayuda
- dar patadas sujetando un elemento de apoyo
- empujar y deslizarse sin ayuda
- empujar y deslizarse con patadas
- dar patadas y brazadas con ayuda de un instructor o una tabla
- dar patadas y brazadas y respirar
- empujar, deslizarse y dar patadas y brazadas

2 competencias de supervivencia:

- nadar 25 metros utilizando cualquier brazada reconocible
- flotar durante 30 segundos

3 técnicas elementales de rescate:

- ser rescatado con un palo
- rescatar a otros utilizando un palo y una cuerda desde el borde del estanque
- rescatar a otros lanzando objetos flotantes

Los niños mayores también aprenden «rescate en el agua» más seguro, ya que un estudio detallado muestra que la mayoría de los rescates ocurren cuando los niños (tanto el que se está ahogando como el que lo rescata) ya se encuentran en el agua *(37)*. Véase http://swimsafe.org para obtener más información sobre el programa.

4 Crear resiliencia y gestionar los riesgos de inundación y de otro tipo

Las inundaciones afectan a más personas globalmente que cualquier otro riesgo natural *(38)* y el ahogamiento se ha identificado como la causa más importante de defunción en inundaciones *(39-43)*, especialmente en Asia. En muchas regiones del mundo se prevé que aumente el riesgo de inundaciones como resultado de una mezcla de cambios climáticos *(44, 45)*, crecimiento urbano *(46, 47)* y cambios ambientales *(48)*.

Ventajas de crear resiliencia y gestionar los riesgos de inundación y de otro tipo

A pesar de la frecuencia creciente de los desastres por inundaciones, en algunas regiones las muertes provocadas por inundaciones y ciclones repentinos han disminuido. Se cree que esto se debe a las mejoras de las condiciones de desarrollo en los países de ingresos bajos y medianos, de la alerta anticipada, y de la preparación y respuesta ante los desastres *(49)*. Formar resiliencia a las inundaciones y los riesgos conexos permite a las comunidades protegerse mejor de las crecidas de agua (por medio de diques, edificios resistentes a las inundaciones, sistemas de alarma, etc.) y estar preparadas para llegar a un refugio o terrenos más seguros si aparece un riesgo. Gestionar el riesgo de inundación existente consiste en una combinación de enfoques estructurales (diseñados) y no estructurales.

Crear resiliencia y gestionar los riesgos de inundación y de otro tipo

El Marco de Sendai para la Reducción del Riesgo de Desastres 2015 2030 es un acuerdo voluntario que reconoce que, aunque el gobierno nacional desempeña el papel primordial en la reducción del riesgo de desastres, la responsabilidad debería ser compartida con las autoridades locales, el sector privado y otras partes interesadas. Describe las prioridades mundiales en materia de reducción del riesgo de desastres, incluidas las relacionadas con los riesgos mundiales de inundación *(50)*. En comunidades que suelen verse afectadas por inundaciones, es necesario adoptar un enfoque de la gestión del riesgo para minimizar los riesgos que plantean las inundaciones que incluya los pasos descritos a continuación.

> **Gestionar el riesgo de inundación existente consiste en una combinación de enfoques estructurales (diseñados) y no estructurales.**

⬇ Paso 1

Evaluar el riesgo de inundación

Para evaluar la escala y la gravedad del riesgo de inundación se debe efectuar una evaluación del riesgo. Normalmente implica realizar una modelización detallada de las inundaciones y utilizar los resultados de la misma (como mapas de inundaciones) para identificar las partes de una comunidad que están expuestas al riesgo de inundación. Cuando no se disponga de una modelización detallada de las inundaciones, los datos históricos sobre inundaciones ayudarán a realizar una evaluación inicial, inclusive mediante conversaciones con personas de la localidad.

⬇ Paso 2

Seleccionar los métodos más adecuados de gestión de los riesgos de inundación

Las medidas que se consideran esenciales para cualquier enfoque de reducción del riesgo de inundación incluyen:

- La educación e involucración de la comunidad antes de la inundación para asegurarse de que los residentes son conscientes de los riesgos de inundación y pueden participar

> **La planificación del uso de la tierra es esencial para la gestión de futuras inundaciones, puesto que la medida más segura durante una inundación es mantenerse alejado de la zona afectada.**

en las decisiones relativas a la gestión de dichos riesgos. Esto podría consistir en la sensibilización de la comunidad acerca de los peligros que plantean las aguas de las inundaciones, las corrientes, las serpientes, el aumento rápido del agua en los desagües de aguas pluviales, los cañones, ir en bicicleta o en coche entre las aguas de una inundación, etc. *(51)*.

- Establecer sistemas de alerta temprana utilizando métodos y tecnologías adaptados al entorno, los cuales deben garantizar una previsión exacta y una divulgación rápida a las comunidades para que entiendan cuándo y dónde se producirán las inundaciones y tengan tiempo de evacuar a un lugar seguro.

- Desarrollar planes de respuesta a los desastres y recuperación para las inundaciones cuando exista riesgo de inundación, inclusive planes de evacuación (cuando proceda). Estos planes deberían ser elaborados con la participación de la comunidad y tener por objeto garantizar la capacidad adecuada para ayudar a las comunidades a responder a los desastres y recuperarse de los mismos. Los planes se deberían poner a prueba periódicamente; la participación de la comunidad es esencial para ello *(52, 53)*.

- La planificación del uso de la tierra es esencial para la gestión de futuras inundaciones, puesto que la medida más segura durante una inundación es mantenerse alejado de la zona afectada. La urbanización descontrolada en áreas de riesgo acarrea amenazas mortales para la seguridad, costos financieros significativos y una alteración para la comunidad *(54)*. Por lo tanto, la planificación del uso de la tierra debería garantizar:

    - controles para limitar el agravamiento del riesgo de inundación por una mayor urbanización en las áreas en riesgo *(55)* y garantizar que toda la urbanización sea compatible con las características de las inundaciones locales *(55)*;

    - la posibilidad de evacuar totalmente a comunidades en las peores situaciones. Esto exige un sistema de alarma que permita suficiente tiempo para que los residentes abandonen las áreas de riesgo.

- Cuando sea practicable, se debería considerar la reubicación de comunidades o propiedades, en particular después de las inundaciones, cuando se esté considerando la reconstrucción de un terreno con tendencia a sufrir inundaciones.

Se deben considerar medidas estructurales para mitigar los efectos de las inundaciones en el contexto de entornos específicos con riesgo de inundaciones; estas incluyen:

- construir defensas «duras» contra las inundaciones, como diques (bancos) o barreras costeras para prevenir las inundaciones hasta cierto nivel;

- elevar el nivel del suelo habitable de las propiedades existentes y utilizar técnicas de construcción resistentes a las inundaciones;

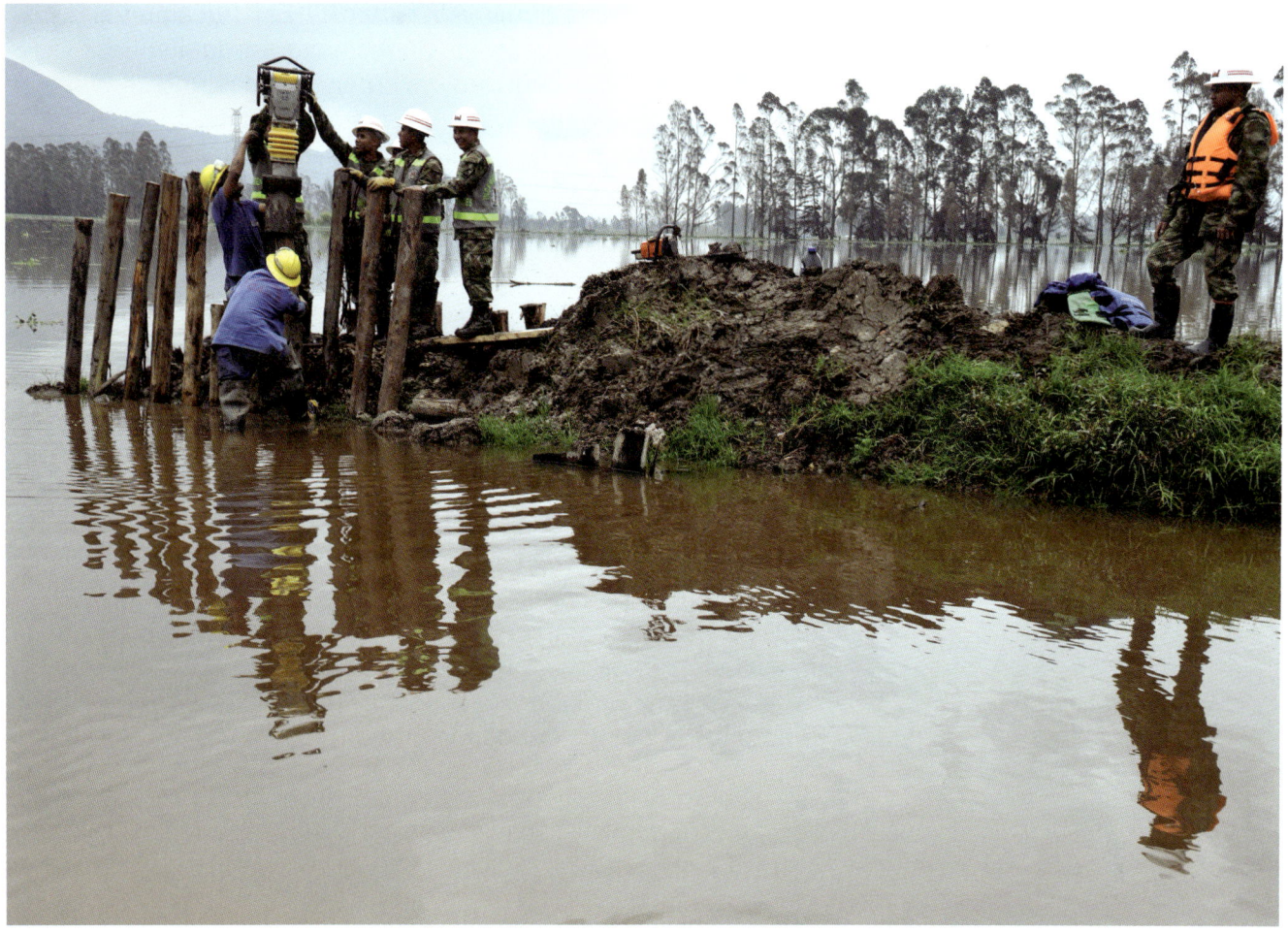

Las defensas para las inundaciones de este tipo exigen un mantenimiento continuo para garantizar su fuerza y efectividad.

- construir refugios que permitan a la población evacuar a terrenos más elevados;
- construir presas para mitigar las inundaciones o cuencas para absorber el agua de las inundaciones;
- gestión de las aguas pluviales urbanas;
- restauración de las llanuras aluviales y la vegetación para reducir la escorrentía;
- canales para alejar el agua de las inundaciones de las comunidades en riesgo.

Las defensas para las inundaciones de este tipo exigen un mantenimiento continuo para garantizar su fuerza y efectividad. Una desventaja de las defensas para las inundaciones es que pueden promover un mayor crecimiento urbano en áreas protegidas (38). La urbanización detrás de las defensas debería administrarse cuidadosamente para evitar la intensificación del riesgo de inundación que puede plantear una inundación grave que supere la capacidad de defensa. La construcción de presas debe vincularse a un programa sólido de seguridad de las presas para minimizar la posibilidad de rotura de una presa o la liberación repentina de grandes volúmenes de agua.

En el contexto de la gestión de los riesgos de inundación en la costa, unas alternativas o soluciones adicionales prometedoras a las defensas «duras» contra las inundaciones son los enfoques basados en el ecosistema, como los manglares, los humedales y la regeneración de arena (56, 57). Cada vez existen más datos empíricos que indican que estos enfoques proporcionan un cierto nivel de protección por su capacidad de absorber el impacto de las olas *(57–59)* o amortiguar el viento *(58)*. Existen algunos datos que indican que la recuperación de los bosques de planicies aluviales puede reducir las inundaciones fluviales *(60)*.

⇩ Paso 3

Elaborar y ejecutar un plan de gestión de los riesgos de inundación

En el plano local, una vez se hayan seleccionado los enfoques apropiados, deberían ser consolidados en una plan de acción, priorizados, financiados, supervisados y evaluados. En general, la gobernanza es muy importante para la gestión efectiva de los riesgos de inundación. Las responsabilidades claras, visión, planes, orientación y coordinación dentro y entre todos los órganos y las partes interesadas son necesarios para lograr resultados efectivos *(50)*. Las responsabilidades clave de los órganos gubernamentales deberían ser incorporadas a la legislación. El plan también debería incluir estrategias para que la vida vuelva a la normalidad después de una inundación, por ejemplo, cómo y cuándo las escuelas y las tiendas pueden volver a abrir, o las personas pueden volver a trabajar, etc.

⇩ Paso 4

Velar por la integración de la prevención de los ahogamientos en programas de reducción del riesgo de desastres existentes

Las comunidades en áreas costeras y no costeras con riesgo de inundación también pueden tener tasas elevadas de ahogamiento en la vida diaria debido a su proximidad al agua. Todavía se debe estudiar en profundidad el solapamiento entre las intervenciones de prevención del ahogamiento y las destinadas a crear resiliencia a los desastres, pero un análisis inicial sugiere que estas comunidades pueden beneficiarse de actividades de sensibilización suplementarias acerca de los riesgos que plantea el agua y cómo rescatar de forma segura a las personas, entre otras cosas.

⇩ Paso 5

Hacer un seguimiento y evaluar

Las medidas del proceso de las que se puede hacer un seguimiento incluyen: la presencia o ausencia de planes de gestión de los riesgos de inundación; el establecimiento de entidades en los planos nacional, subnacional y local para poner en marcha los planes; la frecuencia de las reuniones y actividades como ensayos de los supuestos; y el establecimiento de cosas como depósitos para el almacenamiento previo de suministros logísticos y campañas de comunicación para mantener informadas a las poblaciones en riesgo, entre otras cosas. La ejecución de los planes de gestión de los riesgos de inundación debería ser supervisada y las estrategias deberían ser evaluadas periódicamente para poner a prueba su eficacia tanto antes como después de las inundaciones. El plan debería considerarse un documento en evolución constante con enseñanzas incorporadas para mejorar continuamente las estrategias.

Los planes de gestión de los riesgos de inundación debería ser supervisada y las estrategias deberían ser evaluadas periódicamente para poner a prueba su eficacia tanto antes como después de las inundaciones.

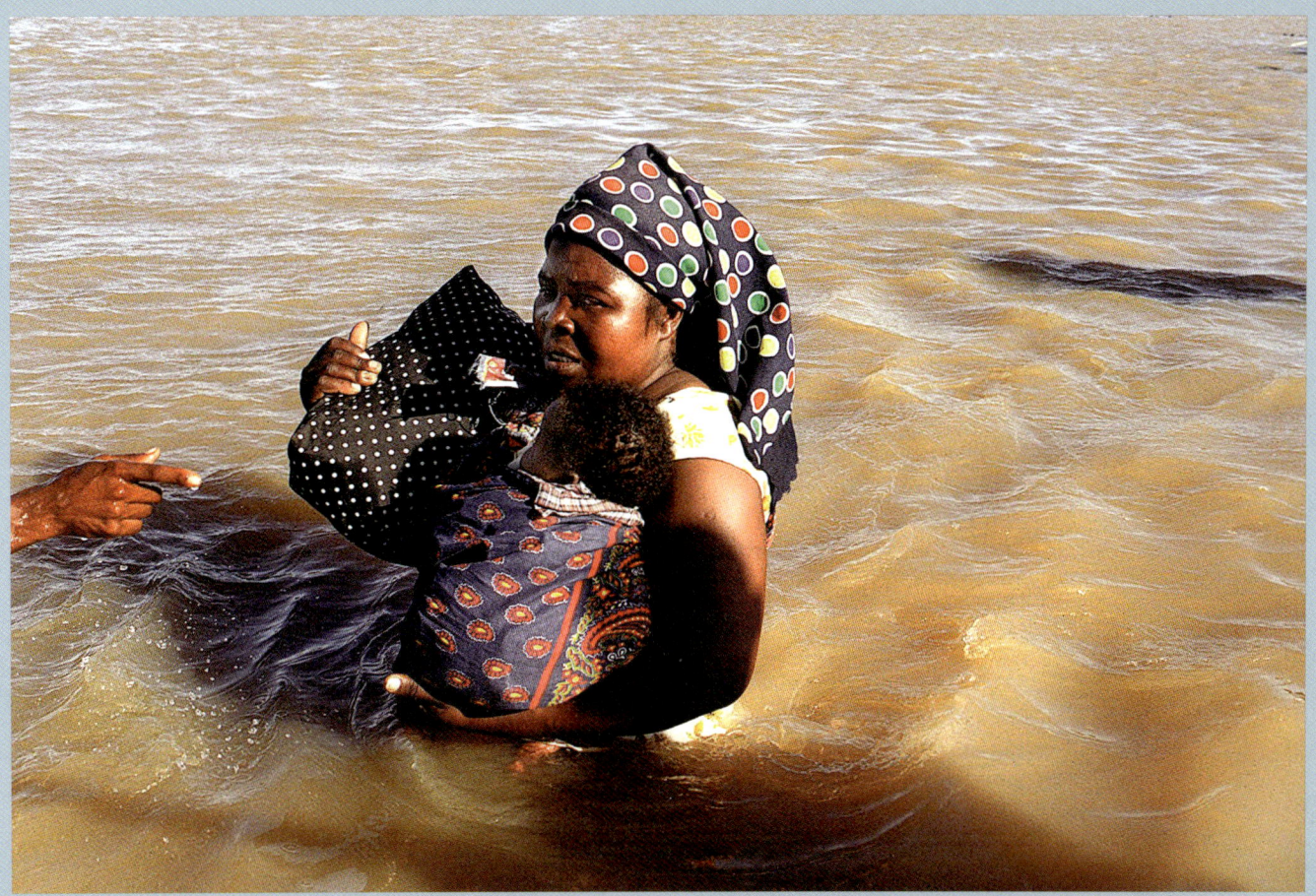

Estudio de caso
El impacto de la mejora de la respuesta a los riesgos de inundación y su gestión en Mozambique

En 2000, las inundaciones catastróficas en Mozambique se cobraron la vida de más de 700 personas y dejaron a más de medio millón sin hogar. En total, más de 4,5 millones de personas se vieron afectadas.

Después de las inundaciones, el gobierno adoptó una serie de medidas para mejorar la efectividad de la gestión del riesgo de desastres del país, incluido un plan de acción para la reducción de la pobreza absoluta y un plan orgánico, el cual ofrece una estrategia integral para tratar la vulnerabilidad de Mozambique a los desastres naturales. Después de las inundaciones de 2000, se inició un programa importante de reubicación para las comunidades afectadas por las inundaciones mediante el cual 59 000 familias fueron reubicadas (aunque la falta de fondos para mejorar los medios de vida redujo el éxito de este programa). Además, se puso en marcha el Proyecto de demostración de la previsión de condiciones meteorológicas extremas, el cual contribuyó a las previsiones y las advertencias relacionadas con el ciclón Favio en febrero de 2007.

En 2005 y 2006 el Organismo de Cooperación Técnica de Alemania desarrolló un sistema de alerta temprana simple pero eficaz a lo largo del río Búzi de Mozambique adaptado a las necesidades específicas de la población. Los funcionarios de las aldeas reciben mediciones diarias de los niveles de lluvia y agua desde puntos estratégicos a lo largo del río; si la lluvia es particularmente fuerte o el río alcanza niveles críticos, la información se transmite por radio y se registran señales azules, amarillas o rojas en función del nivel de alerta de inundación.

Siete años después de las inundaciones catastróficas de 2000, se produjo una inundación similar en Mozambique, pero el país estaba mejor preparado. Aunque las muertes no son jamás aceptables, el número de víctimas fue mucho más bajo que en 2000, ya que fallecieron 29 personas, 285 000 se vieron afectadas y aproximadamente 140 000 se vieron desplazadas. Esto revela que establecer en los planos local, regional y nacional sistemas de vigilancia hidrológica y sistemas de alerta temprana que sean efectivos y que funcionen bien es clave para la gestión del riesgo de desastres y las alertas realistas de inundaciones.

Fuente: *(61)*

5 Formar a las personas del entorno en rescates seguros y reanimación

El rescate y la reanimación tienen un efecto limitado en la reducción de la mortalidad y la morbilidad a causa de ahogamientos (los recursos son más costoeficaces cuando se destinan a la prevención de ahogamientos *(62)*), pero el rescate y la reanimación efectuados por las personas del entorno pueden marcar la diferencia entre la vida y la muerte en situaciones de ahogamiento individuales.

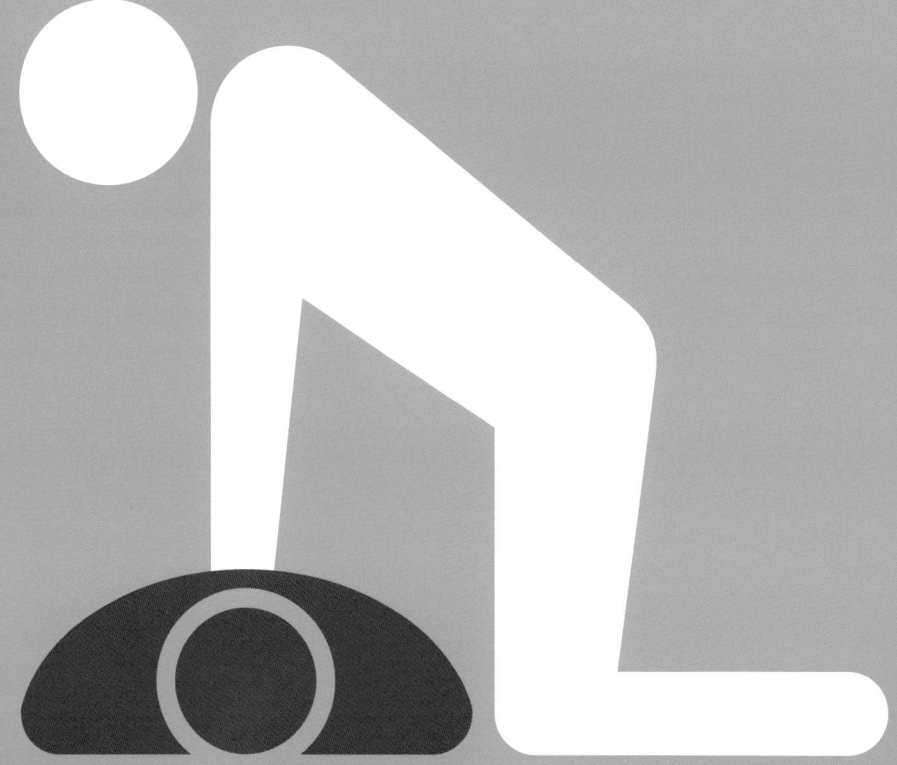

Es necesario realizar más investigaciones cualitativas y cuantitativas de las que se disponen actualmente para comprender mejor la manera más adecuada de formar a las personas del entorno en rescates seguros y reanimación. Existen muchos programas de formación certificados en los entornos de ingresos altos, pero esta guía se centra más en los enfoques más conocidos de los programas de formación en rescate o reanimación en entornos de recursos limitados y en garantizar que estos programas responden a las necesidades específicas de los alumnos locales.

Ventajas de formar a las personas del entorno en rescates seguros y reanimación

Las personas no preparadas suelen ayudar a otras que están en peligro, incluso en circunstancias extremas, y exponerse al riesgo de ahogamiento *(63, 64)*. La formación permite a las personas actuar de forma más segura al efectuar un rescate. Los niños que se están ahogando a menudo son rescatados por otros niños;[10] esto significa que las intervenciones destinadas a formar a las personas del entorno en rescates seguros y reanimación deben considerar cuidadosamente a qué edad estos programas pueden formar satisfactoriamente a niños. La edad a la que un niño puede empezar a aprender técnicas de rescate seguro y reanimación depende de la capacidad física. El consenso general es que la mayoría de los niños son capaces físicamente cuando tienen 12 años e investigaciones en curso indican que en algunos casos pueden aprender antes *(65)*.

Formar a las personas del entorno en rescates seguros y reanimación

⬇ Paso 1

Evaluar la situación en materia de rescates seguros y reanimación

La investigación y la verificación de supuestos efectuadas durante la planificación del programa son clave para garantizar que se adapta adecuadamente a la situación local. Los conceptos esenciales son que las necesidades de formación deben adaptarse al tipo de masas de agua locales y que los protocolos de reanimación también deben adecuarse a la cultura local y estar en armonía con los protocolos nacionales establecidos *(66, 68)*. Además del debate realizado en la Evaluación de la situación, el cuadro 2 ofrece más detalles sobre diversos elementos que se pueden considerar al establecer una formación en rescates seguros y reanimación, incluida la edad mínima a la que los niños pueden empezar a aprender estas competencias *(33, 37)*.

> Véase la página 5

---

10 Datos de Bangladesh muestran que la edad media de una persona que encuentra una víctima de ahogamiento duplica la edad de la víctima (33, 37). La edad media de las víctimas mortales de ahogamientos en las zonas rurales de Bangladesh es 3,7 años, por lo que se está enseñando a título experimental reanimación cardiopulmonar (RCP) a niños de entre 7 y 12 años en el proyecto «Bangladesh Anchal and SwimSafe» (BASS), y los resultados de la fase 1.5 son alentadores.

Cuadro 2: Elementos que se deben considerar en una evaluación de la situación para preparar la formación en rescates seguros y reanimación

Elemento	Ejemplos
Asociados	Sexo, edad, origen étnico, religión, creencias, acontecimientos históricos, policía local
Asociados	Locales: clubes de natación, Cruz Roja, boy scouts, sea scouts, organizaciones juveniles, bomberos, líderes religiosos o políticos prominentes, víctimas de ahogamientos, sus familias y rescatadores Instituciones de formación en educación física de nivel terciario Nacionales: fundaciones, gobierno, secciones de organizaciones internacionales
Factores de riesgo en el agua	Masa de agua (por ejemplo, río, lago, océano, pozo, estanques u otras áreas de alto riesgo), tipo de olas, profundidad del agua, corrientes, temperatura
Técnicas	Entender por qué las técnicas tradicionales de rescate y reanimación son importantes para la comunidad (incluidas las que se sabe que son ineficaces o peligrosas)
Grupos destinatarios	Fácilmente accesibles: niños en edad escolar (de 12 años, o tal vez más jóvenes dependiendo de las circunstancias), alumnos de clases de natación, propietarios o usuarios de lugares de ocio acuático De alto riesgo: niños que van a la escuela en barca o atraviesan aguas peligrosas, pasajeros de transbordadores poco seguros, pescadores, buzos en acantilados y pescadores de langosta, poblaciones de centros de detención y para refugiados, personal de servicio (policía, ejército) Alto impacto: padres, profesores, líderes de la comunidad, profesionales sanitarios, operadores de embarcaciones (véase el apartado Establecer y hacer cumplir reglamentos de seguridad para las embarcaciones)
Nivel de conocimientos de los estudiantes	Conocimiento de deportes acuáticos, fisiología humana, primeros auxilios, idioma, competencias de natación, auto-rescate, afecciones médicas
Profesores	Utilizar el modelo «formar al formador»; ser consciente de los posibles problemas de utilizar a profesores de otros países (véase Enseñar a los niños en edad escolar a nadar y competencias de seguridad en el agua)
Sistema local de salud	La formación se debería adaptar a los recursos y el material disponibles

> Véase la página 54

> Véase la página 30

⇩ Paso 2

Seleccionar y formar a instructores

El sexo, el origen étnico, los antecedentes sociales, la disponibilidad y el empoderamiento de grupos desfavorecidos desempeñan un papel en la selección de formadores locales. Una vez contratados y formados, los instructores pueden beneficiarse de nuevas certificaciones periódicas para formadores, actividades para crear una comunidad de instructores y un programa de financiación sostenible. Contar con un director local para el curso contribuye a la sostenibilidad del programa *(69, 70)*. Estas medidas pueden ayudar a retener a instructores y evitar que abandonen los programas para empezar su propia academia sin aprovechar la calidad, la seguridad y el contenido de esos programas.

Si es necesario, los enfoques de «formar al formador» se pueden utilizar para aumentar rápidamente el número de instructores. Puede ser necesario visitar a los instructores (si es apropiado en el contexto local) o basarse en instructores con certificación del entorno anfitrión (véase Enseñar a los niños en edad escolar aptitudes básicas de natación). Si se utilizan instructores invitados, se debería hacer énfasis en adaptar los cursos a los idiomas y las necesidades locales (por ejemplo, utilizando un intérprete para evitar los errores de traducción), así como en trabajar hacia la transferencia gradual de todas las responsabilidades a las contrapartes locales.

> Véase la página 30

⇩ Paso 3

Desarrollar una metodología de formación para los instructores y estudiantes

Además de la enseñanza tradicional, se deberían considerar otros métodos de enseñanza en grupos pequeños (por ejemplo, canciones, juegos de rol, tests y autoaprendizaje). La información visual, especialmente cuando hace referencia a entornos locales reconocibles, es a menudo más efectiva que la información escrita. El aprendizaje interactivo propicia una mejor comprensión que la asistencia a clases pasivas. En muchas culturas se considera grosero hacer preguntas al profesor o admitir que no se ha entendido algo, por lo que hablar de las cuestiones antes del curso es una buena forma de canalizar la interacción con los estudiantes y aumentar la efectividad de la formación.

El entorno para la formación debería ser realista y utilizar material local. Un tipo de modalidad de formación hace una rotación simultánea de instructores entre 2-7 lugares y se enseña a 4-6 estudiantes una única competencia durante un período establecido de tiempo. El desempeño de estas competencias se mejora posteriormente durante una formación en la que se simulan situaciones. Se deberían prever pausas periódicas para comentarios y reflexión.

⬇ **Paso 4**

Elaborar el contenido del curso

Los cursos deberían tener idealmente más de la mitad (y preferiblemente tres cuartos) de contenido práctico en lugar de teórico, y ser concisos, simples, prácticos y estar adaptados a las condiciones locales. Varias organizaciones internacionales y nacionales, órganos comerciales y libros cuentan con contenido para cursos sobre rescate basado en datos empíricos y actualizado periódicamente *(71-75)* (véase Establecer y hacer cumplir reglamentos para las embarcaciones seguras para más información sobre búsqueda y rescate).

> Véase la página 54

Se debería formar a las personas del entorno que potencialmente puedan ser rescatadores por medio de técnicas básicas que sean fáciles de recordar y seguras de utilizar. La formación en rescates debería hacer hincapié en la seguridad de los rescatadores y el uso seguro del equipo de rescate. La formación comienza con equipos de rescate simples y de origen local (como contenedores de plástico) y pasa a equipos más especializados (y por lo tanto, menos disponibles).

La formación práctica para competencias de reanimación deberían centrarse en competencias técnicas básicas: ventilación (ritmo, tiempo, volumen) y compresiones torácicas (ritmo, profundidad, tiempo de pausa). La respiración boca a boca inmediata es fundamental en los ahogamientos. En el momento en el que se redactó el presente documento, las directrices elaboradas por el Consejo Europeo de Resucitación (ERC, por sus siglas en inglés) son las más extensas y detalladas y por lo tanto ofrecen la mejor base sobre la que crear contenido sobre reanimación adaptado al contexto local *(76)*. El contenido sobre la reanimación debería tener en cuenta el sistema de salud local, dado que la formación debería cubrir el uso de equipos disponibles localmente.

Las competencias no técnicas (comunicación, liderazgo, conciencia de la situación, retroalimentación y uso de tecnología de la comunicación) son una parte importante de la formación. Otras cuestiones que deben abordarse pueden ser el sexo y la condición socioeconómica (por ejemplo, los hombres no siempre pueden tocar a las mujeres y algunos grupos sociales o étnicos evitan el contacto); la responsabilidad de transportar a una víctima de ahogamiento a un hospital y quizá tener que pagar el tratamiento; técnicas erróneas de reanimación y miedos infundados de contraer el VIH o la tuberculosis durante la respiración boca a boca.

La RCP solamente por compresión no es apropiada después de un ahogamiento y debería dejarse claro.

Un dilema ético es si se debería enseñar reanimación cardiaca cuando no existan un sistema de ambulancias ni una enfermera, un médico o un hospital locales para proporcionar tratamiento adicional *(77)*. Los supervivientes de la reanimación boca a boca normalmente no necesitarán tratamiento suplementario, aunque se recomiendan ocho horas de observación clínica *(78)*. Se puede considerar enseñar solo reanimación boca a boca en algunos entornos cuando no existan otros cuidados.

> **Se debería formar a las personas del entorno que potencialmente puedan ser rescatadores por medio de técnicas básicas que sean fáciles de recordar y seguras de utilizar.**

> Véase la página 11

⬇ Paso 5

Elaborar material de formación

El material de formación debe reflejar el contexto del entorno local y elaborarse al principio de la fase de preparación. Puede consistir en manuales, rotafolios, gráficos, diapositivas, listas de verificación, organigramas, mnemotécnica, DVD, vídeos y aprendizaje a distancia a través de teléfonos inteligentes o Internet (por ejemplo, cursos en línea masivos y abiertos). La educación mixta —combinar diversos métodos de aprendizaje y material educativo— es a menudo la solución más práctica.

Los equipos de formación sofisticados como los maniquís o proyectores son caros, necesitan mantenimiento y no siempre funcionan bien en entornos calurosos, húmedos y con mucha luz. Los maniquís de formación de menor nivel tecnológico pueden ser un excelente recurso, junto con equipos de bajo coste cuando la formación solo incluye la respiración boca a boca. Los teléfonos inteligentes cada vez son más comunes, incluso en los lugares más pobres y remotos, y pueden resultar útiles para proporcionar comentarios por vídeo.

⬇ Paso 6

Realizar cursos de repaso

El período de tiempo durante el cual se retienen las técnicas de reanimación es de aproximadamente 3 a 12 meses entre los estudiantes que no han utilizado las competencias en una situación real *(79)*. Se considera que los cursos de repaso con necesarios y deberían ser prácticos, tanto en lo que concierne a las competencias cognitivas como a las prácticas. Los carteles, vídeos cortos y las clases interactivas aumentan el nivel de retención *(80)*. Se recomienda a los instructores que mantengan un registro de todos los rescates y reanimaciones llevados a cabo por sus estudiantes y que proporcionen comentarios cuando un estudiante haya realizado un rescate o una reanimación.

⬇ Paso 7

Hacer un seguimiento y evaluar

La evaluación podría abarcar datos para determinar el alcance y la escala de la intervención (por ejemplo, el número de personas formadas, la proporción de personas formadas que siguen un curso de repaso en un período establecido), así como para determinar el impacto de la formación (por ejemplo, registros sobre dónde se ha llevado a la práctica la formación y los resultados de esa actividad). Véase Seguimiento y evaluación.

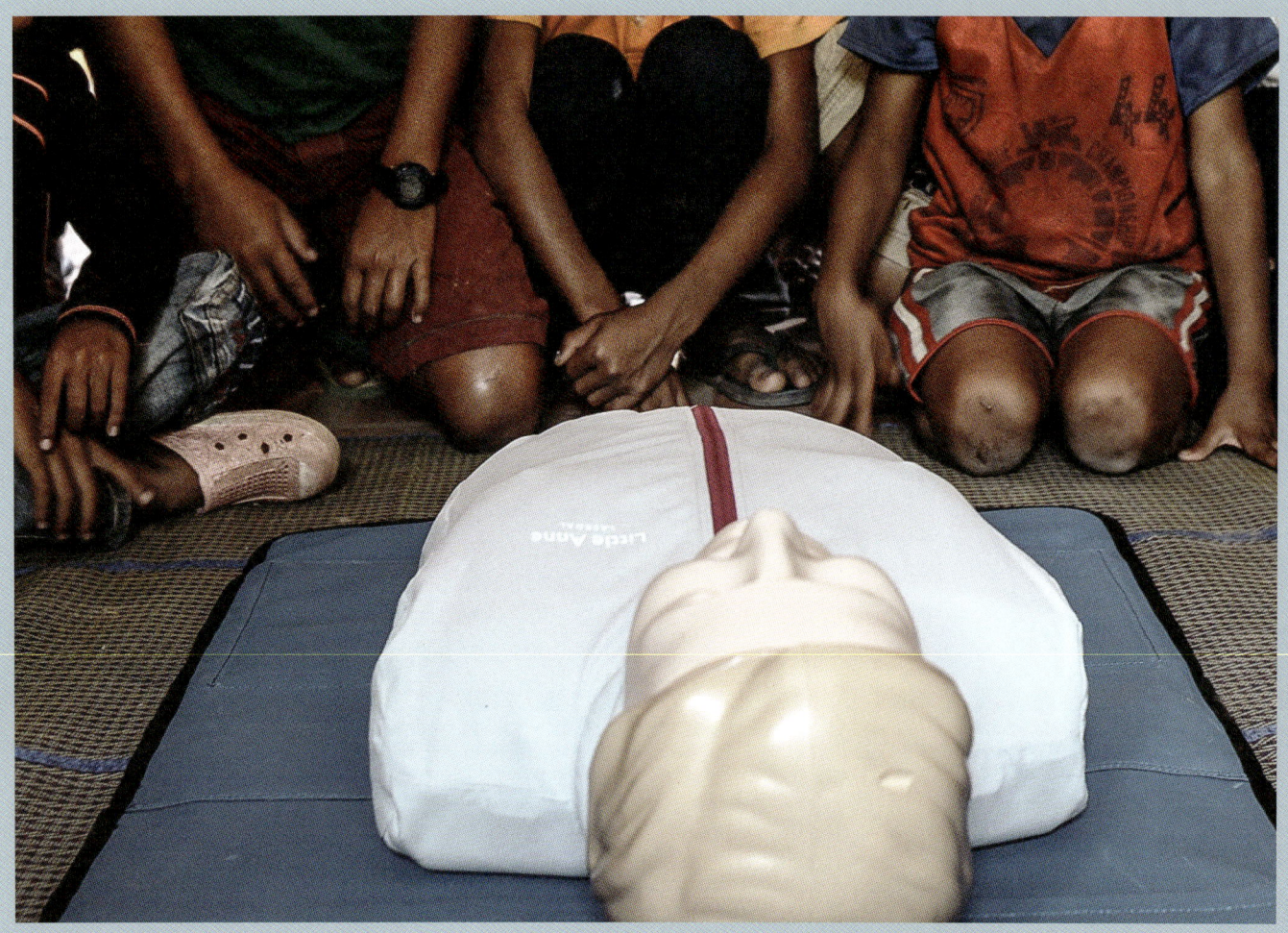

Estudio de caso
Desarrollar rescates seguros, Lesotho

Lesotho no tiene lagos naturales y cuenta con muy pocos ríos grandes, por lo que no existe la tradición de nadar. Muy pocas personas mayores saben nadar y los padres a menudo prohíben —sin éxito— que sus hijos naden. En los últimos años se han construido muchas presas pequeñas en las aldeas para frenar la erosión del suelo y el país tiene actualmente dos grandes lagos para la hidroelectricidad. Muchos niños se ahogan mientras juegan.

La Royal Lesotho Lifesaving Association empezó visitando durante los fines de semana lugares donde hubiera una piscina e invitó a las escuelas vecinas a enviar estudiantes que puedan nadar. Todos los estudiantes tenían que ser capaces de nadar dos largos de la piscina para probar su capacidad para nadar. El primer día del curso, los estudiantes recibían formación en competencias de rescate y reanimación, y el segundo día eran evaluados y —si pasaban la prueba— recibían un certificado básico. La enseñanza del certificado básico incluye la reanimación y el rescate llegando, lanzando, caminando por el agua y nadando con una ayuda, siempre y cuando la víctima no se encuentre muy alejada de la orilla. Se basa en los niveles 1, 2 y 3 del Commonwealth.

Las personas que recibieron un certificado básico podían seguir una formación para un certificado intermedio (aproximadamente correspondiente al nivel 4 del Commonwealth), el cual incluye formación en competencias como lanzar una cuerda (por encima de la cabeza) mientras están en el agua, o arrastrar una víctima con un palo o ropa. La última etapa es el medallón de bronce y las personas que la superan pueden convertirse en instructores.

Desde 2011, la Royal Lesotho Lifesaving Association ha emitido unos 480 certificados, la mayoría de ellos de nivel básico. Los estudiantes que han obtenido el certificado procedían de 48 escuelas o clubes diferentes. Es difícil obtener datos sobre el impacto, ya que no se notifica cada caso de ahogamiento o rescate satisfactorio a la policía.

6
Establecer y hacer cumplir reglamentos para las embarcaciones de recreo y transporte y los transbordadores

Hacer más seguro el transporte acuático para embarcaciones grandes y pequeñas[11] exige intervenciones tanto normativas como educativas, las cuales, a su vez, dependen de otras iniciativas destinadas a lograr un cambio de comportamientos, como formar a las tripulaciones, generar una cultura de seguridad y sensibilizar al público. Los expertos en seguridad consideran la reglamentación, el cumplimiento de la misma y el establecimiento de una cultura de seguridad como posiblemente las medidas más efectivas para mejorar la seguridad de grandes embarcaciones. También pueden ser esenciales para mejorar la seguridad en pequeñas embarcaciones.

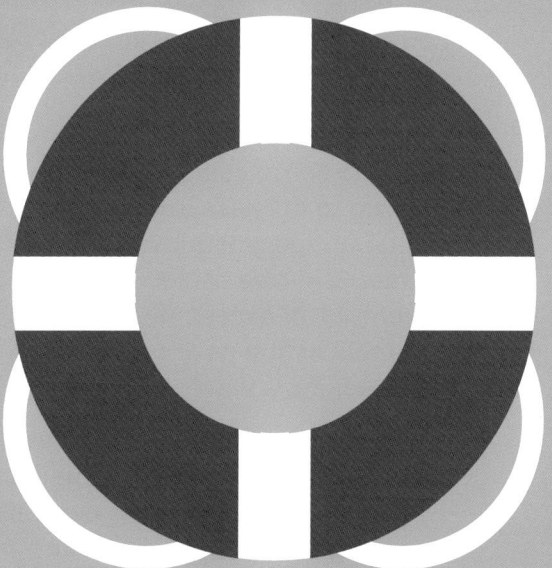

---

11 Aunque no existe una definición homogénea de pequeña embarcación, la mayoría de las jurisdicciones consideran que son las embarcaciones entre 5 y 8 metros de longitud

Existen muy pocos estudios rigurosos para orientar muchas de las actividades en esta sección, aunque hay datos empíricos claros que indican que los reglamentos que obligan a llevar chalecos salvavidas aprobados por el gobierno (aplicables a embarcaciones pequeñas en lugar de buques o trasbordadores más grandes) logran reducir las muertes por ahogamiento *(81-84)*. La falta de estudios rigurosos destaca la importancia de garantizar que cada medida de seguridad para las embarcaciones de recreo y transporte y los trasbordadores vaya acompañada de una evaluación para hacer aportaciones a la base de datos probatorios. Esta sección aborda separadamente las necesidades de embarcaciones grandes y pequeñas.

Embarcaciones grandes

Entre 2000 y 2014 se perdieron aproximadamente 23 000 vidas en accidentes en trasbordadores en todo el mundo. El 94% de estas muertes ocurrió en países en desarrollo, y se registraron casi 9 000 muertes relacionadas con accidentes en trasbordadores en Asia Oriental y Sudoriental y 6 000 en África Oriental y Occidental *(85)*.

Establecer y hacer cumplir reglamentos para las embarcaciones de transporte y los transbordadores

Paso 1

Evaluar la situación

> Véase la página 5

La evaluación (véase Evaluación de la situación) puede incluir: el número de personas en riesgo y embarcaciones; el número de incidentes de ahogamientos; y todos los problemas relacionados con la gestión de riesgos de seguridad registrados (por ejemplo, chalecos salvavidas que no son accesibles o se utilizan para otra finalidad en el barco). Cabe señalar que la responsabilidad en cuanto a la legislación, licencias y cumplimiento de la ley para embarcaciones puede estar compartida por varios ministerios.

Paso 2

Formar a los operadores para que observen principios de competencia y profesionalidad

Un estudio reveló que los errores humanos —definidos de forma amplia como cualquier equivocación por parte del personal a bordo (o los pasajeros) que provoca o exacerba un accidente— estaban relacionados con el 85% del total de accidentes de grandes embarcaciones cuya causa podía ser determinada (por ejemplo, el exceso de pasajeros, la mala planificación de la ruta o la mala estiba de la carga, lo que produce inestabilidad en el buque) *(85)*.

Los gobiernos pueden combatirlo mediante la mejora de los procesos de formación y cualificación de los operadores y las tripulaciones y haciendo cumplir adecuadamente reglamentos de seguridad sólidos.

Para minimizar el impacto de los errores humanos en los buques en particular, los propietarios y operadores de buques deben

> **Los propietarios y operadores de buques deben establecer una cultura de seguridad, un compromiso de arriba a abajo y de abajo a arriba con la seguridad similar a la creada por el sector de las aerolíneas, donde la seguridad es responsabilidad de todos.**

establecer una cultura de seguridad, un compromiso de arriba a abajo y de abajo a arriba con la seguridad similar a la creada por el sector de las aerolíneas, donde la seguridad es responsabilidad de todos (y se enseña a los pasajeros cómo utilizar un chaleco salvavidas en cada viaje) y se priorizan las enseñanzas extraídas de los accidentes.

La formación es una manera de hacerlo. La formación en sistemas de gestión de la seguridad ayuda a las tripulaciones a gestionar los riesgos, incluidos los factores humanos y mecánicos, las mareas, las corrientes y las condiciones meteorológicas. El aprendizaje en línea (es decir, la utilización de aparatos electrónicos para el autoaprendizaje) suplementa, o potencialmente reemplaza, la formación presencial costosa y los estudios autofinanciados son una forma costoeficaz y eficiente de ayudar al personal a bordo a aprender y obtener comentarios sobre sus aptitudes. El aprendizaje en línea es más eficaz cuando se combina con formación a bordo. El Departamento de Navegación de Bangladesh, Interferry y la Organización Marítima Internacional (OMI) pusieron a prueba con éxito (sin una continuación) un curso en formato CD en 2006. Aprovechando esta experiencia, la Asociación Mundial de Seguridad en Trasbordadores planea un curso de aprendizaje a distancia utilizando aparatos móviles y en colaboración con varios asociados en países en desarrollo.

⬇ Paso 3

Mejorar la detección de las condiciones meteorológicas y la divulgación de información meteorológica

El mal tiempo ha desempeñado un papel en más del 50% de todos los accidentes mortales en trasbordadores en todo el mundo desde 2000 *(85)*. La reducción de las muertes relacionadas con las malas condiciones meteorológicas puede verse beneficiada por técnicas nuevas, innovadoras y asequibles de previsión y seguimiento del tiempo y divulgación de la información extraída, las cuales pueden ser adoptadas por los operadores estatales y privados.

Las técnicas de detección de las condiciones meteorológicas y de divulgación de las mismas han mejorado considerablemente en países de ingresos altos, y muchas de ellas pueden ser empleadas por países de ingresos bajos y medianos. La tecnología como los monitores de las condiciones meteorológicas impresas en 3D —los cinco primeros se han instalado en Zambia *(86)*— ayudan a detectar las condiciones meteorológicas en lugares aislados *(87)*,[12] mientras que el satélite GOES-R del Organismo Nacional para el Estudio de los Océanos y la Atmósfera de los Estados Unidos sirve para proporcionar datos frecuentes y de alta resolución sobre las condiciones meteorológicas y hacer un seguimiento de las condiciones meteorológicas peligrosas en el hemisferio occidental. Los países de las regiones que cubre podrán inscribirse para recibir alertas

---

12 Esta tecnología ha sido desarrollada por la University of Cooperative Atmospheric Research y financiada por el programa del Organismo Nacional para el Estudio de los Océanos y la Atmósfera de los Estados Unidos (NOAA, por sus siglas en inglés).

meteorológicas cuando se ponga en marcha el satélite (se espera en 2016). Este satélite marcará la pauta para ulteriores satélites de vigilancia de las condiciones meteorológicas de alta calidad *(88)*. En Bangladesh se han establecido sistemas de alerta por SMS de las condiciones meteorológicas y se han utilizado para divulgar información meteorológica esencial *(89, 90)*.

⇩ Paso 4

Adoptar tecnologías e incentivos que promuevan el cumplimiento de los reglamentos para la carga adecuada de las embarcaciones

El hacinamiento contribuyó a alrededor del 30% de la totalidad de accidentes mortales en trasbordadores entre 2000 y 2014 *(85)*. En algunos casos, las embarcaciones llevaban dos o tres veces más del límite seguro de pasajeros. Las listas de embarque incompletas (a veces utilizadas para ocultar el número excesivo de pasajeros) hacían imposible el recuento exacto de las muertes en algunos accidentes. El recuento correcto de pasajeros, ya sea manualmente (en países de ingresos bajos o medianos) o mediante tecnología para contar personas, puede prevenir el hacinamiento, lo cual podría reducir los accidentes.

Todos los operadores de trasbordadores:

- deberían poner en marcha medidas para contar el número de pasajeros y vehículos, el cual debe corresponderse con el tamaño de la embarcación y las recomendaciones del fabricante;

- podrían utilizar la emisión de billetes por teléfono móvil (los pasajeros obtienen los billetes por medio del teléfono o dispositivo móvil) para garantizar que haya suficientes embarcaciones para acomodar a todos los pasajeros a quienes se hayan vendido billetes.

Los gobiernos y las autoridades locales deberían:

- explorar las posibilidades de subsidios para los operadores de trasbordadores en países en desarrollo que tienen dificultades para seguir siendo viables financieramente (una situación agravada por los aranceles gubernamentales no económicos que se les imponen), lo cual reduciría la motivación para el hacinamiento;

- realizar controles aleatorios para garantizar el cumplimiento de las directrices de los fabricantes y los operadores de las embarcaciones.

⇩ Paso 5

Garantizar que las embarcaciones puedan cumplir su cometido

Muchos buques de pasajeros —ya sean de segunda mano, construidos localmente o reconvertidos de otros países o sectores— nos son inspeccionados por órganos normativos y pueden estar mantenidos de forma deficiente.

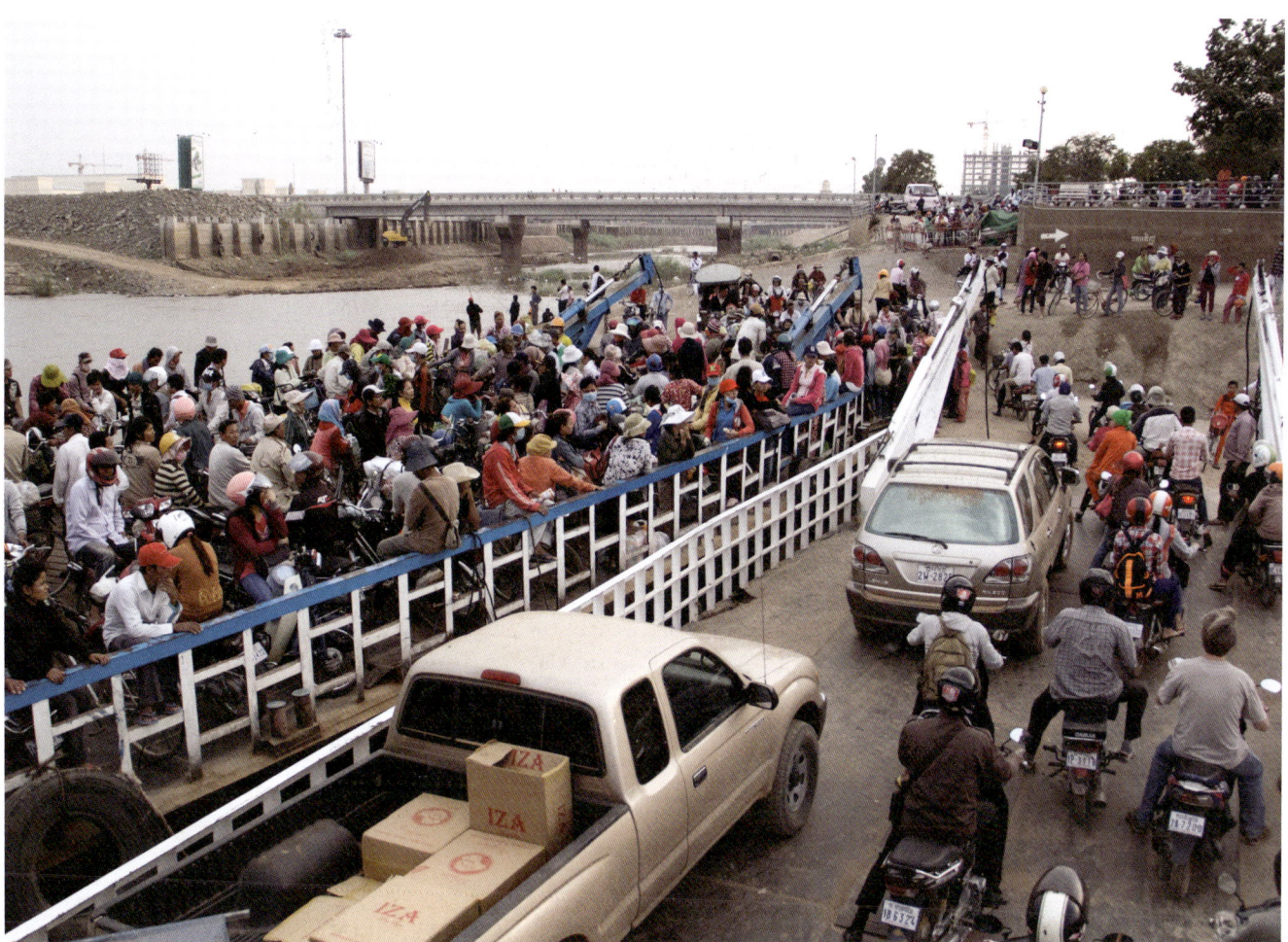

El hacinamiento contribuyó a alrededor del 30% de la totalidad de accidentes mortales en trasbordadores entre 2000 y 2014.

Los gobiernos deben:

- poner en marcha procesos básicos de inspección y aprobación para garantizar que los buques se ajustan al marco normativo y las convenciones de la OIM *(91)* y hacer cumplir los reglamentos de seguridad sólidos;

- garantizar el cumplimiento de estos procesos como condición previa de la asistencia al desarrollo financiera o de otro tipo, en particular cuando la ayuda se brinde al sector del transporte marítimo;

- educar a los operadores en materia de mantenimiento rutinario y formarles para que realicen controles antes de un viaje y tareas de mantenimiento del buque;

- garantizar que los funcionarios responsables de la seguridad o la policía del agua llevan a cabo controles esporádicos de seguridad en los puntos de partida.

Las autoridades internacionales y nacionales y las asociaciones profesionales deberían:

- promover el diseño y la fabricación de trasbordadores seguros, asequibles y apropiados para las vías navegables;

- asegurarse de la disponibilidad de chalecos y botes salvavidas adecuados para todos los pasajeros y la tripulación, con planes de seguridad bien ensayados para garantizar que la tripulación pueda responder al llamamiento de «abandono del buque»;

- garantizar dispositivos para apagar fuegos efectivos (y mantenidos) y tripulaciones formadas para utilizarlos.

> **Los gobiernos pueden combatir los errores humanos como causa del ahogamiento mediante la mejora de los procesos de formación y cualificación de los operadores y la tripulación, y haciendo cumplir de forma adecuada reglamentos de seguridad sólidos.**
>
> Véase la página 5

Embarcaciones pequeñas

Se desconoce la cifra de muertes relacionadas con embarcaciones pequeñas en todo el mundo, ya que se recopilan muy pocos datos sobre los ahogamientos asociados a las embarcaciones de recreo, los cuales ocurren principalmente durante la pesca profesional y el transporte acuático en países de ingresos bajos y medianos.

Un examen de un sistema de registro de embarcaciones de pequeño tamaño para los países y territorios insulares del Pacífico realizado en 2016 reveló que los pasajeros de embarcaciones pequeñas utilizadas para la pesca o el transporte entre islas corren un mayor riesgo de ahogamiento debido a la inestabilidad de la embarcación, la posible falta de seguridad y equipos de comunicación, y las condiciones meteorológicas extremas. El examen reveló que aunque siete de los 14 países y territorios insulares del Pacífico habían establecido algún tipo de sistema de registro de embarcaciones pequeñas, la mala coordinación, dotación de recursos y formación de los organismos, las incoherencias en cuanto a la definición de embarcación pequeña y las trabas económicas afectaban al éxito del registro como una estrategia de seguridad en la región *(92)*.

Los factores de riesgo modificables principales para todas las muertes en embarcaciones en países de ingresos altos son la falta de uso de los chalecos salvavidas, el consumo de alcohol por los operadores y los pasajeros de la embarcación, y la falta de equipo de seguridad a bordo *(93, 94)*. Algunos países de ingresos altos han establecido sistemas nacionales o estatales de recopilación de datos sobre incidentes y lesiones en embarcaciones de recreo y cada año notifican el número de muertes relacionadas con embarcaciones y los factores contribuyentes.

Establecer y hacer cumplir reglamentos para la navegación segura

⬇ Paso 1

Evaluar la situación

Como parte de la evaluación de la situación (véase Evaluación de la situación), cabe recordar que la responsabilidad en cuanto a la legislación, licencias y cumplimiento de la ley para embarcaciones puede incumbir a más de un ministerio, o que el sector puede no estar reglamentado o supervisado en absoluto.

⬇ Paso 2

Formar a los operadores para que observen principios de competencia y profesionalidad

Aspectos del error humano formaron parte de los cinco factores contribuyentes principales en relación con accidentes en embarcaciones de recreo en los Estados Unidos en 2014 *(95)*. Los gobiernos pueden combatir los errores humanos como causa del ahogamiento mediante la mejora de los procesos de formación y cualificación de los operadores y la tripulación, y haciendo cumplir de forma adecuada reglamentos de seguridad sólidos. La formación es uno de los elementos de la mejora de la seguridad (véanse ejemplos en el recuadro 7), y ayuda a los pescadores y otros operadores de embarcaciones pequeñas a gestionar los riesgos, incluidos los factores humanos y mecánicos, las mareas, las corrientes y las condiciones meteorológicas. Las medidas incluyen:

- educación: programas para licencias de los operadores de embarcaciones (conocimientos y pruebas prácticas que incluyan el rescate de una persona en el agua);

- reglamento: reglamentos para la operación segura de embarcaciones, como llevar obligatoriamente equipos de seguridad apropiados para buques y embarcaciones para vías navegables, por ejemplo, linterna, achicador, cubo y acollador, salvavidas, baliza emisora de socorro, bengalas, radio marina, etc.;

- cumplimiento: controles arbitrarios de las licencias de operadores.

⇩ Paso 3

Limitar el consumo de alcohol y drogas ilegales entre los operadores de embarcaciones pequeñas

Reduciendo o eliminando el consumo de alcohol y drogas ilegales por los navegantes se hace frente a uno de los principales factores de riesgo de ahogamiento. Eso se puede lograr mediante:

- campañas de sensibilización en torno a los riesgos y la prevención de los ahogamientos y la educación de los navegantes y operadores de embarcaciones pequeñas con respecto a reglamentos existentes (véase Aumentar la conciencia pública);

> Véase la página 75

- reglamentos que limitan o prohíben el consumo de alcohol y drogas ilegales en los entornos de deportes acuáticos y pesca;

- el cumplimiento de las leyes mediante controles de alcoholemia aleatorios en el agua en lugares de partida y seguimiento de los reglamentos locales que prohíben el consumo de alcohol en público en entornos de deportes acuáticos y pesca *(96)*.

⇩ Paso 4

Promover reglamentos para la carga adecuada de las embarcaciones

Un estudio reciente realizado en Uganda reveló que la carga inadecuada y/o la carga excesiva era uno de los tres factores mencionados más frecuentemente en relación con los vuelcos y los ahogamientos *(97)*. Las medidas para reducir el riesgo de carga inadecuada o carga excesiva incluyen:

- educar a los operadores sobre la carga segura de las embarcaciones y la estabilidad;

- establecer normas sobre la carga segura y la capacidad máxima de carga de las embarcaciones (basadas en la longitud de la embarcación/las recomendaciones de los fabricantes);
- establecer controles aleatorios del cumplimiento de las directrices de los fabricantes y operadores.

⬇ Paso 5

Garantizar que las embarcaciones puedan cumplir su cometido

Los gobiernos deben elaborar y hacer cumplir normas de seguridad para la fabricación de embarcaciones pequeñas (inclusive medidas para mejorar la flotabilidad y la estabilidad) y promover el mantenimiento habitual de las embarcaciones y controles previos al viaje por el operador. Las medidas incluyen:

- educar a los operadores en materia de mantenimiento rutinario, y formarles para que realicen controles antes del viaje y tareas de mantenimiento de la embarcación;
- elaborar y hacer cumplir normas de seguridad para la fabricación de embarcaciones pequeñas, inclusive medidas para mejorar la flotabilidad y la estabilidad;
- establecer controles de seguridad de la embarcación en los puntos de partida.

⬇ Paso 6

Mejorar la detección de condiciones meteorológicas y la divulgación de información sobre las mismas

Una medida clave para prevenir el ahogamiento es reducir el manejo de embarcaciones en condiciones meteorológicas peligrosas y dotar a las embarcaciones de herramientas para responder a condiciones meteorológicas adversas repentinas. Las medidas incluyen:

- desarrollar sistemas de alerta de condiciones meteorológicas para informar a los operadores de embarcaciones de las previsiones meteorológicas locales y de cambios repentinos en las condiciones;
- aumentar el acceso a informes y alertas meteorológicos de los operadores de embarcaciones y pasajeros

⬇ Paso 7

Reglamentar y hacer cumplir el uso obligatorio de chalecos salvavidas en los países de ingresos altos y promover y apoyar la ampliación de su uso en países de ingresos bajos y medianos

Estudios recientes estiman que llevar un chaleco salvavidas puede como mínimo reducir a la mitad las muertes por ahogamiento en embarcaciones de recreo en los países de ingresos altos *(98, 99)* (no se han realizado estudios similares en

> **Estudios recientes estiman que llevar un chaleco salvavidas puede como mínimo reducir a la mitad las muertes por ahogamiento en embarcaciones de recreo en los países de ingresos altos.**

> Véase la página 30

países de ingresos bajos y medianos). Las campañas educativas que promueven el uso del chaleco salvavidas han tenido efectos limitados y a corto plazo, pero los reglamentos para el uso obligatorio del chaleco salvavidas combinados con la educación de los navegantes y el cumplimiento han propiciado un aumento importante y sostenido del uso del chaleco salvavidas entre los niños y los adultos que navegan en embarcaciones pequeñas *(100, 101)*.

Al diseñar las intervenciones para aumentar el uso del chaleco salvavidas, se deberían estudiar y abordar las barreras para su uso y para la aceptación por la comunidad y los navegantes de los reglamentos obligatorios. Por ejemplo, el costo de los chalecos salvavidas aprobados es una barrera muy importante en las comunidades con pocos recursos que viven cerca del agua en los países de ingresos altos y para los pescadores y la población general que utilizan embarcaciones pequeñas para el transporte en los países de ingresos bajos y medianos *(97)*. Las soluciones incluyen los chalecos salvavidas subvencionados, los programas de préstamo de chalecos salvavidas y los programas de distribución de chalecos salvavidas gratuitos. El diseño y las innovaciones tecnológicas también pueden aumentar la comodidad, la facilidad de uso y la aceptación de los chalecos salvavidas *(102, 103)*. Asimismo, se han probado en algunas comunidades diseños a bajo costo realizados localmente.

Los factores socioculturales que en los países de ingresos altos contribuyen al mal uso o al uso irregular del chaleco salvavidas entre los navegantes incluyen la baja percepción del riesgo de ahogamiento (especialmente en condiciones de calma), la percepción de que los chalecos salvavidas son incómodos y poco atractivos *(104)* y la creencia de que llevar un chaleco salvavidas indica poca experiencia como usuario o pocas aptitudes de natación *(104)*. Estos factores se pueden abordar mediante la educación (véase Enseñar a los niños en edad escolar a nadar y seguridad en el agua).

Recuadro 7: Programas de formación en Australia, Canadá y los Estados Unidos de América

Muchas jurisdicciones en países de ingresos altos, como Australia, el Canadá y los Estados Unidos de América, han introducido sistemas de licencias para operadores de embarcaciones de recreo. Con ello se trata de mejorar los conocimientos y el entendimiento básicos de los operadores de embarcaciones sobre las reglas y los requisitos de seguridad de operar embarcaciones pequeñas de motor y qué hacer en una emergencia. En la mayoría de estas jurisdicciones, se exige a los navegantes que aprueben un test de conocimientos sobre la seguridad en embarcaciones que normalmente se hacer al final del curso de formación impartido por proveedores de cursos acreditados. Algunas jurisdicciones ofrecen cursos en línea.

El estado de Australia Occidental es una de las pocas jurisdicciones que incluyen el requisito de que los operadores de embarcaciones tengan que superar una prueba práctica; se exige a los navegantes que muestren sus competencias en una serie establecida de aptitudes prácticas al operar una embarcación durante un viaje de una hora. No se han publicado evaluaciones sobre la efectividad de los programas de licencias y cuando existen dependen de la existencia previa de al menos algún nivel de marco regulatorio y cumplimiento.

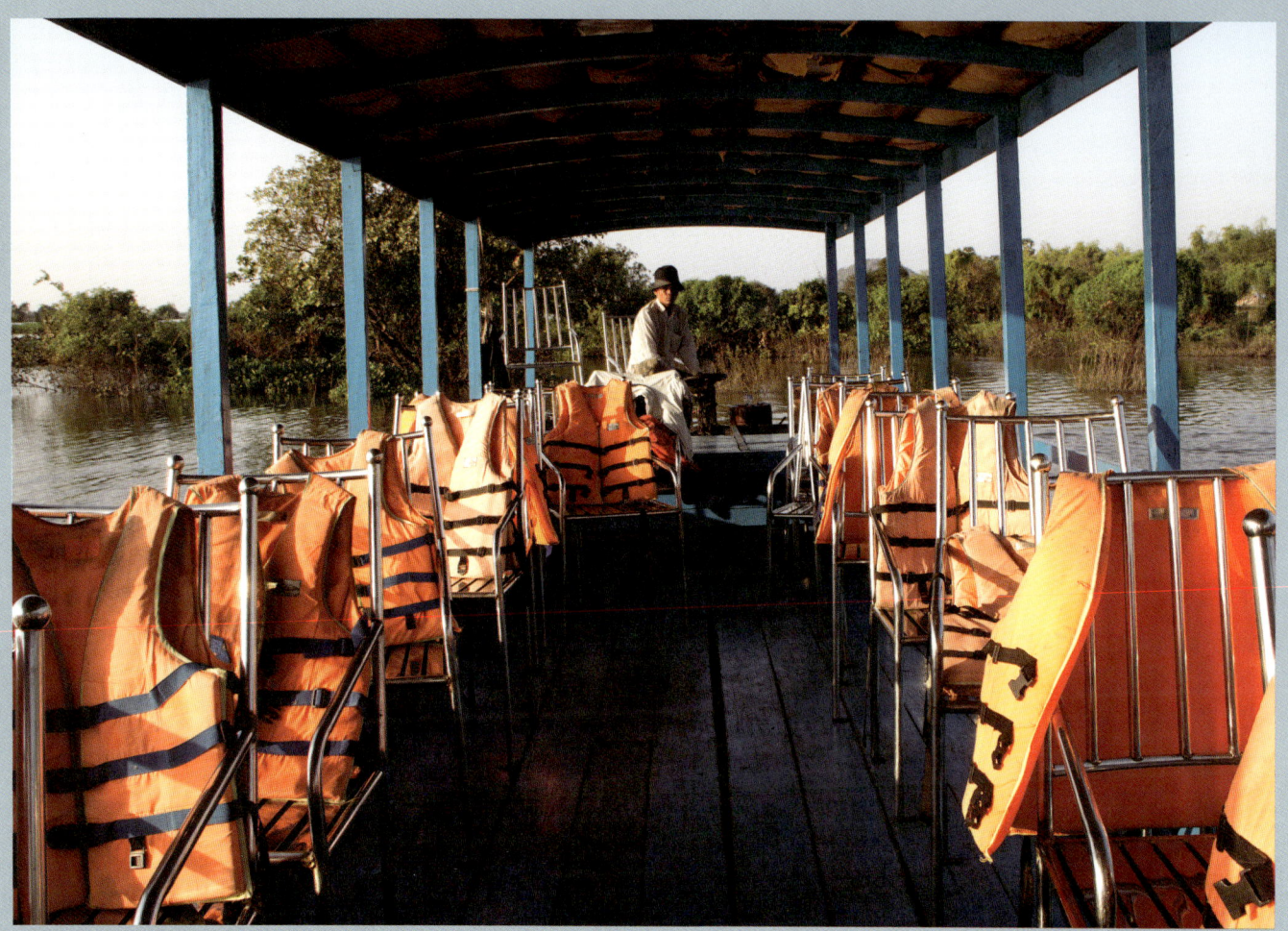

Estudio de caso
Los reglamentos obligatorios sobre el uso del chaleco salvavidas reducen las muertes por ahogamiento, Victoria (Australia)

Los reglamentos completos y obligatorios sobre el uso del chaleco salvavidas adoptados en Victoria (Australia) en 2005 redujeron significativamente las muertes por ahogamiento de navegantes *(98)*, con 59 muertes por ahogamiento en embarcaciones de recreo en el período de seis años anterior a la intervención (1998 a 2004) frente a 16 en el período de cinco años posterior a la intervención (2005 a 2010).

El motivo principal de los reglamentos fue la recomendación pública de 2003 del magistrado instructor del estado de que el organismo regulador de las cuestiones marinas, Marine Safety Victoria (MSV), ordenara que todas las personas a bordo de las embarcaciones de recreo lleven el chaleco salvavidas en todo momento. Esto fue el resultado de un estudio indagatorio sobre las muertes regionales por ahogamiento de navegantes en embarcaciones de una longitud inferior a 6 metros, en las que los chalecos salvavidas o no estaban disponibles o no se podían utilizar por la inmersión repentina *(85)*.

MSV inició un período de dos años de educación y consultas con grupos clave del sector, organizaciones de navegación y deportes acuáticos, navegantes y el público para negociar los parámetros de los reglamentos sobre chalecos salvavidas. Los reglamentos propuestos se refinaron (por ejemplo, la longitud propuesta de embarcación para el uso del chaleco salvavidas se redujo de 6 a 4,8 metros) para responder a las críticas informadas y crear apoyo político, de las partes interesadas y de la comunidad.

Búsqueda y salvamento en relación con embarcaciones de todos los tamaños

La mejora de la capacidad de búsqueda y salvamento reduce las muertes asociadas a las embarcaciones tanto grandes como pequeñas. La Federación Internacional de Rescate Marítimo (IMRF, por sus siglas en inglés) trata de mejorar la capacidad de búsqueda y salvamento en todo el mundo, y en particular la provisión de:

- formación y equipos adecuados, incluidos dispositivos de alerta de emergencias fiables y equipos básicos de supervivencia;
- instalaciones adecuadas de comunicación, para poder recibir las alertas de emergencias y dar tareas y coordinar las instalaciones de búsqueda y salvamento;
- capacidad adecuada de búsqueda y salvamento para emergencias «normales», la cual no existe en muchas partes del mundo;
- capacidad para operaciones de rescate masivo, las cuales, según la definición de la OMI, exige una planificación especial por las autoridades pertinentes.

ILa IMRF proporciona recursos para ayudar a abordar estas inquietudes (véase www.international-maritime-rescue.org para más información), y el Manual internacional de los servicios aeronáuticos y marítimos de búsqueda y salvamento (IAMSAR, por sus siglas en inglés), publicado por la OMI y la Organización de Aviación Civil Internacional, también constituye un recurso útil.

Las medidas para lograr la mejora de la capacidad de búsqueda y salvamento incluyen:

- **la planificación y la asignación de recursos (en el plano local y nacional)** deberían incluir la identificación de los recursos disponibles para búsqueda y salvamento, incluidos los sistemas de coordinación y comunicación, y, basándose en una evaluación de riesgos sólida, deberían identificar qué recursos adicionales son necesarios para encontrar y salvar a personas en peligro,
- **la concienciación y la acción** para identificar a grupos en riesgo en el plano local y formular estrategias educativas, normativas y de seguridad efectivas y para la provisión de equipos de emergencia,
- **la colaboración multisectorial** es esencial en la respuesta a emergencias marítimas, especialmente en operaciones de rescate masivo: se recomienda un comité nacional de búsqueda y salvamento (véase el manual IAMSAR),
- **el seguimiento y la evaluación/investigación** son necesarios para arrojar luz sobre áreas actualmente poco atendidas, como cuantificar el número de vidas que se han perdido en el mar cada año; identificar las áreas de mayor riesgo, geográficamente y por sector de actividad; y analizar la eficacia de las estrategias de respuesta.

> **La mejora de la capacidad de búsqueda y salvamento reduce las muertes asociadas a las embarcaciones tanto grandes como pequeñas.**

Sección 3

Estrategias para apoyar las intervenciones de prevención de ahogamientos

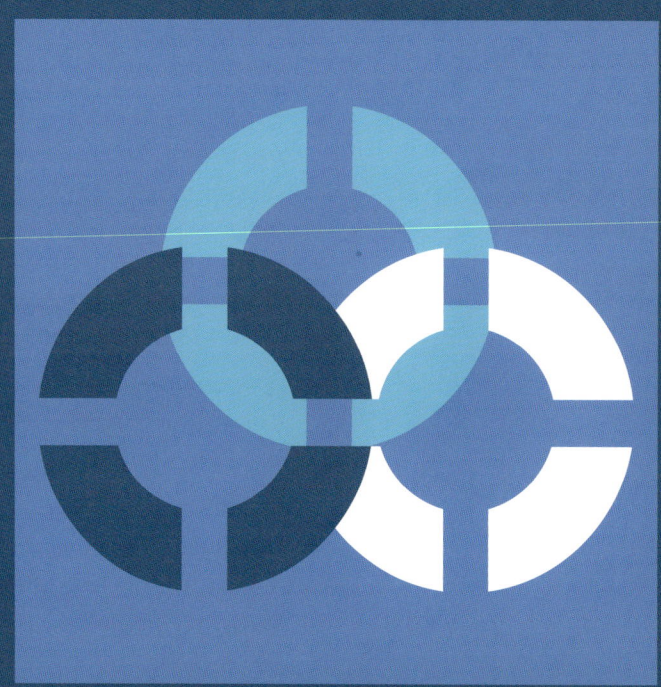

1
Promover la colaboración multisectorial
Página 67

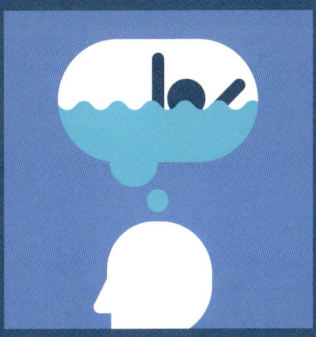

2
Aumentar la conciencia pública con respecto a los ahogamientos mediante la comunicación estratégica
Página 75

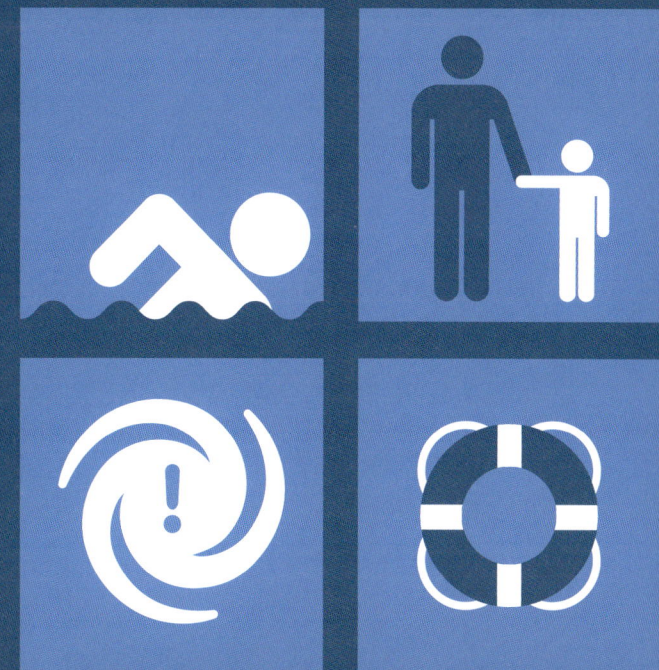

3
Establecer un plan nacional de seguridad en el agua (prevención de ahogamientos)
Página 81

4
Investigación: promover la prevención de ahogamientos a través de la recopilación de datos y estudios bien diseñados
Página 89

1 Promover la colaboración multisectorial

La colaboración multisectorial implica trabajar con otras partes interesadas para lograr un objetivo. Aunque la prevención de ahogamientos tal vez no sea el objetivo principal de todas las partes, sus programas y actividades pueden coincidir parcialmente y ayudar a reducir las muertes por ahogamiento. Incluir intervenciones de prevención de ahogamientos también puede ayudar a otras partes a lograr sus objetivos.

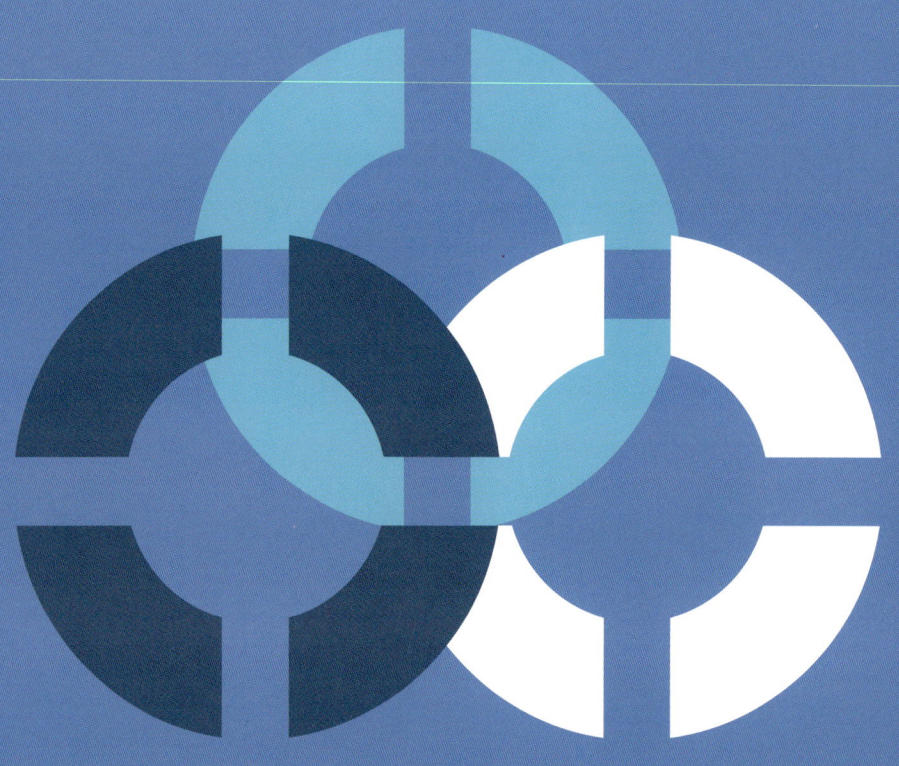

Las ventajas de la colaboración multisectorial

La mayoría de los países no dispone de la infraestructura para coordinar las actividades de prevención de ahogamientos. Esto contrasta, por ejemplo, con la seguridad vial, para la cual (en algunos países) ministerios y departamentos gubernamentales específicos tienen una responsabilidad claramente definida. La falta de un órgano responsable general explica en parte las medidas limitadas hasta la fecha en materia de prevención de ahogamientos en muchos países, pero también indica que la colaboración multisectorial es una estrategia demostrada para el progreso.

La colaboración multisectorial puede armonizar o integrar aspectos de la prevención de ahogamientos en responsabilidades y objetivos jurisdiccionales actuales de diferentes sectores sin reducir su importancia. En el ámbito nacional, un enfoque «de todo el gobierno» puede permitir abarcar a todos los sectores necesarios en una estrategia y plan de acción coordinados (véase «Establecer un plan nacional de seguridad en el agua»), y hacer un seguimiento del progreso y la rendición de cuentas del proceso de aplicación. Tal vez sea necesario reproducir colaboraciones similares en el ámbito local o regional para lograr un esfuerzo coordinado y llevar a escala las intervenciones locales de éxito tras la evaluación.

> Véase la página 81

¿Quién debe participar?

La colaboración multisectorial con el gobierno, ONG, el sector de atención de salud, investigadores, medios de comunicación, el sector y grupos de la sociedad civil es fundamental para la prevención de ahogamientos en los ámbitos local, regional y nacional. Se puede utilizar una matriz para establecer los papeles de los sectores en relación con los diferentes puntos relativos a los ahogamientos (véase el cuadro 3). Se podría elaborar esa matriz para actividades en todos los niveles, con indicadores claros de los objetivos de la colaboración.

> Véase la página 74

Oportunidades de colaboración multisectorial

La colaboración multisectorial en materia de prevención de ahogamientos se produce cuando los programas de diferentes sectores se cruzan; por ejemplo:

- en cuestiones específicas relacionadas con los ahogamientos, como la seguridad marítima, la gestión de los riesgos de inundación, cuidados infantiles en entornos de escasos recursos o provisión de agua segura y saneamiento;

- tras la introducción de marcos internacionales, como los Objetivos de Desarrollo Sostenible (ODS), o durante el desarrollo de estrategias o planes nacionales de seguridad en el agua de todo el gobierno;

- durante las respuestas a desastres (inundaciones, tsunamis, grandes desastres marítimos), o tras muertes por ahogamiento prominentes;

- en la publicación de informes oficiales por inspecciones de la salud, transporte, seguridad y seguridad nacional, etc.

> Véase la página 74

> **El control de las enfermedades transmitidas por el agua drenando o llenando acequias, abrevaderos o estanques no deseados ... reduce la exposición a riesgos de ahogamiento.**

Colaboraciones orientadas hacia una cuestión

Aunque los sectores gubernamentales pueden potencialmente coordinar, apoyar, financiar y supervisar los esfuerzos de prevención de ahogamientos, las colaboraciones orientadas hacia una cuestión específica beneficiarán a todas las intervenciones de esta guía (es decir, embarcaciones, cuidado infantil, competencias de natación, rescate y reanimación, barreras e inundaciones), e incluirán a muchos agentes no gubernamentales (véase el cuadro 3). La colaboración en prevención de ahogamientos para embarcaciones pequeñas y grandes requerirá un conjunto diferentes de colaboradores al de, por ejemplo, los necesarios para elaborar programas de natación o control de inundaciones y sistemas de alerta temprana.

Otro buen ejemplo intersectorial es el programa principal de agua, saneamiento y salud para aumentar el número de personas en todo el mundo que tienen agua potable de fuentes protegidas de la contaminación externa. Es menos probable que las personas que las utilizan se ahoguen en ellas que si utilizan el agua en la superficie o pozos abiertos. De forma similar, el control de las enfermedades transmitidas por el agua drenando o llenando acequias, abrevaderos o estanques no deseados también reduce la exposición a riesgos de ahogamiento.

Colaboraciones marco internacionales

El ODS 9, «construir infraestructuras resilientes, promover la industrialización inclusiva y sostenible y fomentar la innovación», y la meta 6.1 del ODS 6, «para 2030», lograr el acceso universal y equitativo al agua potable a un precio asequible para todos», tienen por objeto proporcionar agua potable no contaminada; esto brinda buenas oportunidades de colaboración multisectorial en torno a la prevención de ahogamientos porque un suministro seguro y local de agua potable no solo mejora la salud y el saneamiento, sino que también elimina la recogida de agua de lugares con un alto riesgo de ahogamiento, como los ríos, arroyos y pozos sin cubrir. De forma similar, el agua del grifo directamente en los hogares elimina la necesidad de almacenar el agua en cubos y grandes recipientes, los cuales son lugares comunes en los que se ahogan los lactantes y niños pequeños. Además, la construcción de infraestructuras resilientes puede brindar protección ante inundaciones.

Respuestas a desastres y sujetas a plazos

A menudo son necesarias respuestas rápidas nacionales e internacionales de múltiples sectores para el rescate y minimizar daños tras desastres relacionados con el agua, como inundaciones y tsunamis. Los desastres relacionados con el agua son mortales casi instantáneamente cuando se producen. La integración de la alerta temprana, la conciencia, el autorescate, el rescate y otras competencias en la comunidad en riesgo antes del incidente s probablemente la mejor manera de reducir las muertes por ahogamiento. Las estrategias secundarias de prevención son menos efectivas y más difíciles.

Otra área de colaboración es atender las solicitudes de información de los medios tras un ahogamiento. La provisión oportuna de datos pertinentes sobre el ahogamiento es una oportunidad para obtener información basada en datos probatorios sobre la prevención de ahogamientos incluida en la cobertura mediática de un caso de ahogamiento

Poner en marcha la colaboración multisectorial para la prevención de ahogamientos

Establecer colaboraciones multisectoriales y llevar a cabo una evaluación de las necesidades para las intervenciones en materia de ahogamientos exigen un proceso integrado y se benefician de un reclutamiento y participación amplios, incluyentes y con actores clave. Los pasos siguientes se proponen como una guía.

⇩ Paso 1

Identificar y ponerse en contacto con las partes interesadas

A menudo la prevención de ahogamientos no se encuentra en el programa gubernamental. Se debe considerar crear una matriz de posibles colaboradores que se identifique desde su jurisdicción u organización con el problema y/o soluciones y detectar puntos comunes, objetivos o intereses compartidos, y posibles beneficios para los sectores y colaboradores (véase el cuadro 3 y el apartado «Evaluación de la situación»). Hay que ponerse en contacto con organizaciones, funcionarios del gobierno, individuos y redes de la sociedad civil que puedan participar e invitarlos a colaborar. Además, se deben solicitar a todos los participantes que aporten el nivel adecuado de responsabilidad decisoria, comportamiento de colaboración y conocimientos a la alianza.

> Véase la página 74 y 5

⇩ Paso 2

Identificar o crear oportunidades de colaboración

Identifique, cree o prevea posibilidades de colaboración. Prepare planes de ejecución para intervenciones de prevención de ahogamientos basadas en datos empíricos para poder aprovechar las oportunidades cuando coincidan con programas políticos o cuando aumente el reconocimiento público del problema de los ahogamientos (por ejemplo, cuando se produzcan tragedias de ahogamientos o cuando se publiquen datos sobre tasas elevadas de ahogamientos).

⇩ Paso 3

Identificar su marco, metas, liderazgo y papeles

Asegúrese de que su marco está armonizado con políticas, marcos e infraestructuras existentes que abordan el problema que haya escogido o las posibles soluciones. Identifique un dirigente político o gubernamental apropiado u otro «defensor» de alto nivel de la prevención de ahogamientos para celebrar una reunión inicial e invitar a asistentes seleccionados o nominados. Decida qué órganos dirigirían y serían responsables de componentes de la intervención.

⬇ Paso 4

Establecer la sostenibilidad

Integre la prevención de ahogamientos en las políticas, las descripciones de puestos de trabajo, indicadores clave del desempeño y fuentes de financiación actuales de los sectores pertinentes.

⬇ Paso 5

Establecer el mandato

Identifique enfoques amplios para alcanzar sus objetivos y potencialmente establezca metas para la reducción de la tasa de ahogamientos (por ejemplo, medidas intermedias demostradas como el uso de chalecos salvavidas en embarcaciones pequeñas; o proporción de niños de escuela primaria que han recibido una formación en competencias de natación y seguridad en el agua).

⬇ Paso 6

Garantizar los recursos adecuados

Involucre a las partes interesadas con recursos e influencia para maximizar el impacto de la labor de prevención de ahogamientos, como departamentos gubernamentales pertinentes, campeones de natación de alto nivel, los medios de comunicación y sectores pertinentes, y vele por que el trabajo esté apoyado adecuadamente por el gobierno y otros asociados como las ONG. Probablemente se conseguirá cuando el tamaño del problema y el costo socioeconómico se puedan describir (véase el apartado Evaluación de la situación), junto con soluciones basadas en datos empíricos (véase Investigación).

> Véase la página 5
>
> Véase la página 89

⬇ Paso 7

Crear un entorno para ampliar las intervenciones que tengan éxito

Garantizar que las intervenciones sean evaluadas rigurosamente y los resultados sean publicados en publicaciones revisadas por homólogos siempre que sea posible (véase Investigación) es una estrategia clave para promover la ampliación de intervenciones de prevención de ahogamientos. Aparte de los estudios revisados por homólogos, los informes al gobierno y los medios de comunicación, implicar a «defensores» de la causa y la labor firme de promoción (incluidas las campañas destinadas a modificar comportamientos puestas en marcha en diferentes medios, véase Aumentar la conciencia) se pueden utilizar para ampliar las intervenciones efectivas. Los aspectos estratégicos en los que hay que centrarse para incorporar la prevención de ahogamientos en el programa del gobierno incluyen los datos probatorios de la costoeficacia (utilizando datos que ilustran la carga de los ahogamientos), la sostenibilidad de los ahogamientos y los caminos para ampliar las intervenciones (véase el estudio de caso de la página 76).

> Véase la página 89
>
> Véase la página 75

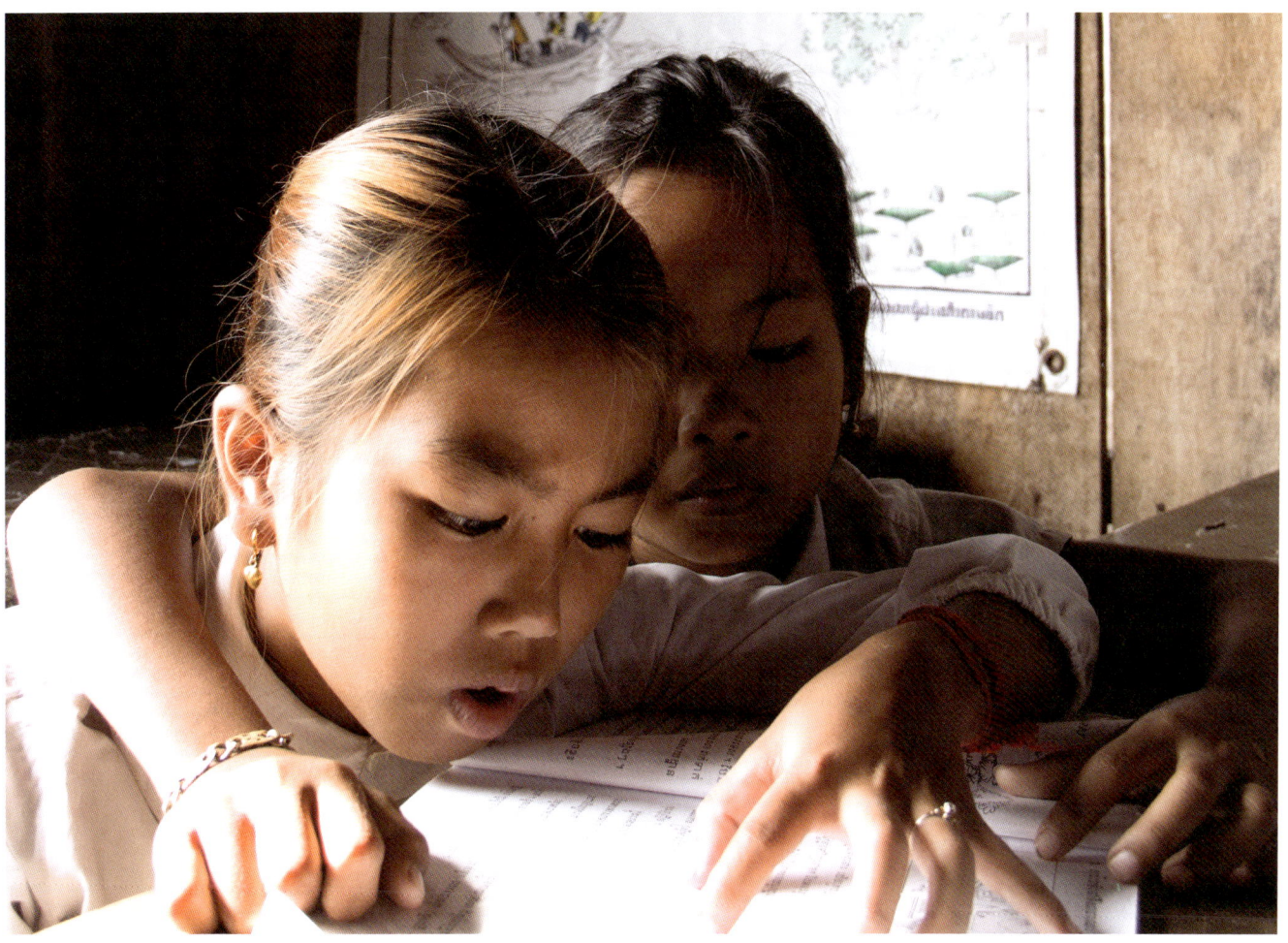

⬇ Paso 8

Contribuir a la formulación de políticas internacionales

Las colaboraciones deberían debatir y elaborar mensajes firmes y coherentes (véase Aumentar la conciencia pública) y utilizarlos para informar a los organismos y donantes internacionales acerca de la dimensión y los costes sociales y económicos de los ahogamientos. Las actividades de las grandes colaboraciones y alianzas deberían tratar de lograr la inclusión de la prevención de los ahogamientos en los programas de los organismos de las Naciones Unidas, las ONG internacionales y los organismos donantes. Para que sea eficaz, es posible que primero sea necesario plantearlo en el ámbito nacional (empleando los datos sobre la carga de los ahogamientos de los países) para que los ahogamientos también constituyan una prioridad de los países en las conversaciones con organismos internacionales.

> Véase la página 75

⬇ Paso 9

Supervisar y evaluar

Examine la efectividad de la colaboración con respecto a su mandato y decida qué organismo (normalmente una universidad), modalidad de estudio y datos de referencia se necesitan para evaluar la intervención.

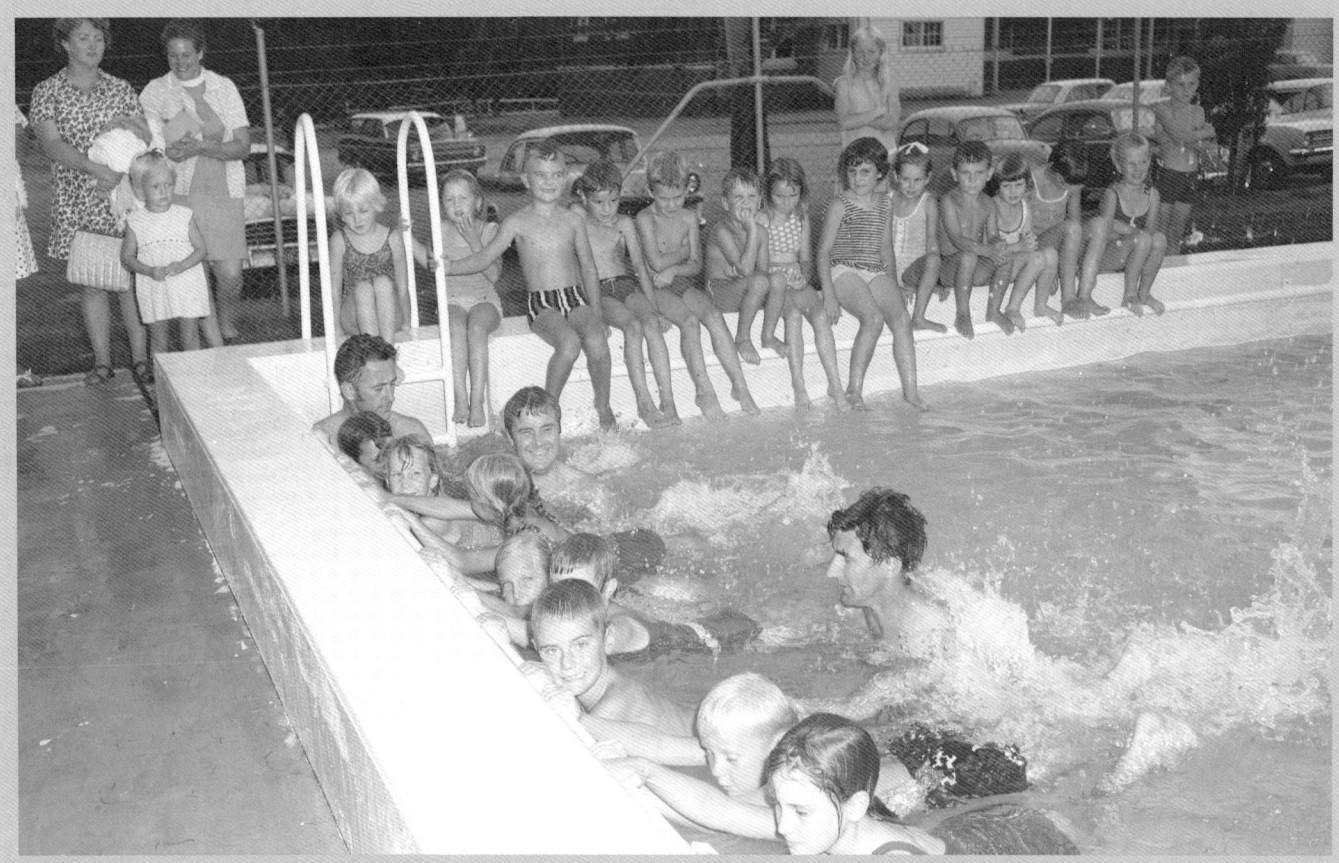

Estudio de caso
Ampliación de un programa de natación (gratuito) de éxito a todos los niños, Australia

En 1906, en el estado de Victoria (Australia), la recién creada Royal Life Saving Society respondió a las tasas de ahogamiento persistentemente elevadas pidiendo cursos de natación para los niños. Aparecieron nuevos clubes de natación y programas para aprender a nadar, y el Departamento de Educación contribuía sistemáticamente al progreso para 1910. Dos «abanderados» importantes impulsaron el progreso durante varias décadas: un profesor dedicado que enseñó a otros profesores a nadar, los cuales, a su vez, enseñaron a niños a nadar (un proceso en el que se alcanzaron los 5 000 profesores cualificados para enseñar natación a mediados de la década de los cincuenta) y un nadador olímpico prominente. El periódico Herald brindó su apoyo y publicidad en 1928 y, pese a las numerosas barreras, los programas de natación habían aumentado moderadamente para mediados de siglo.

Los Juegos Olímpicos celebrados en 1956 en Melbourne dieron un nuevo impulso. Las administraciones locales, el Departamento de Educación, las asociaciones de socorrismo los voluntarios y el periódico Herald colaboraron en la campaña «Aprende a nadar» del periódico Herald, a través de la cual se enseñaba a más de 80 000 niños a nadar al año para 1961 (y a un total de 1 millón para 1963). El efecto colaborativo de enseñar a nadar, construir piscinas comunitarias y aumentar la conciencia pública dio lugar a una reducción de los ahogamientos. Aunque tal vez hubiera otros factores contribuyentes, durante los 60 años transcurridos la tasa de ahogamientos en Victoria entre los niños de entre 5 y 14 años cayó de 18,7 por 100 000 a 3,7 por 100 000 entre los niños y de 2,6 por 100 000 a 1,7 por 100 000 entre las niñas.

Actualmente, debido a la etapa temprana de desarrollo de la prevención de ahogamientos globalmente, existen pocos ejemplos de ampliación satisfactoria de intervenciones efectivas, en particular las destinadas a cambios de comportamiento y organizativos. Este estudio de caso demuestra muchos de los puntos clave de la colaboración multisectorial en cuestión. Asimismo, demuestra que, al igual que muchos avances de salud pública, la ampliación plena llevó varias décadas. Es posible que el progreso se pueda acelerar, con los conocimientos actuales, en países de ingresos bajos y medianos, donde las tasas de ahogamiento siguen siendo altas *(105)*.

Cuadro 3: Matriz modelo de posibles colaboradores y contribuciones nacionales

Sector	Embarcaciones marinas/ pequeñas	Natación	Rescate y reanimación	Eliminación de barreras y peligros	Inundaciones y desarrollo	Intersectorial y general
Gobierno	Aplicación de legislación sobre mejores prácticas, reglamentos, y cumplimiento para la seguridad de embarcaciones grandes y pequeñas Seguridad de los refugiados Transporte acuático seguro a la escuela y el trabajo	Proporcionar lugares seguros para nadar Programas de natación y seguridad en el agua	Programas de rescate y reanimación	Seguridad del niño en el hogar Programas de agua potable	lAplicar el ODS 9; construir infraestructuras resilientes	Aplicar las medidas pertinentes del Informe mundial sobre ahogamientos; ODS pertinentes Recopilar y publicar todos los datos sobre ahogamientos pertinentes disponibles Formular una estrategia nacional de prevención de ahogamientos Financiar la prevención de ahogamientos Programas comunitarios de sensibilización y educación
ONG	Promoción y conocimientos técnicos (p.ej. chalecos salvavidas) Transporte acuático seguro	Programas de natación y seguridad en el agua homologados nacionalmente	Programas de rescate y reanimación	Seguridad del niño en el hogar Programas de agua potable	Promoción; programas de agua potable (y prevención de ahogamientos)	Aplicar las recomendaciones pertinentes del Informe mundial sobre ahogamientos de la OMS Contribuir a la estrategia nacional
Medios	Divulgación de información, promoción	Divulgación de información	Divulgación de información	Divulgación de información	Advertencias. Divulgación de información	Contribuir a la estrategia nacional Formación periodística sobre cuestiones y función de promoción en materia de prevención
Industria, sector privado	Diseño seguro e innovador de embarcaciones. Diseño seguro y efectivo de chalecos salvavidas	Programas de natación y seguridad en el agua homologados nacionalmente; formación de profesores de natación; socorristas	Desarrollo y formación en rescate y reanimación	Programas comunitarios de educación		Contribuir a la estrategia nacional
Sector de la educación terciaria						Aplicar normas de calidad con respecto a los datos sobre ahogamientos; analizar datos; realizar investigaciones y estudios de evaluación Inclusión de la prevención de ahogamientos en cursos de educación terciaria, como ingeniería, ciencias de la agricultura, salud pública y educación

2
Aumentar la conciencia pública con respecto a los ahogamientos mediante la comunicación estratégica

Las campañas destinadas a concienciar y modificar comportamientos son cruciales para que las medidas de prevención de ahogamientos sean aceptadas y tengan éxito. De hecho, en muchos entornos la población ni siquiera es consciente de que los ahogamientos son un problema importante. Así, la comunicación estratégica se debería integrar en la fase de planificación de todas las intervenciones.

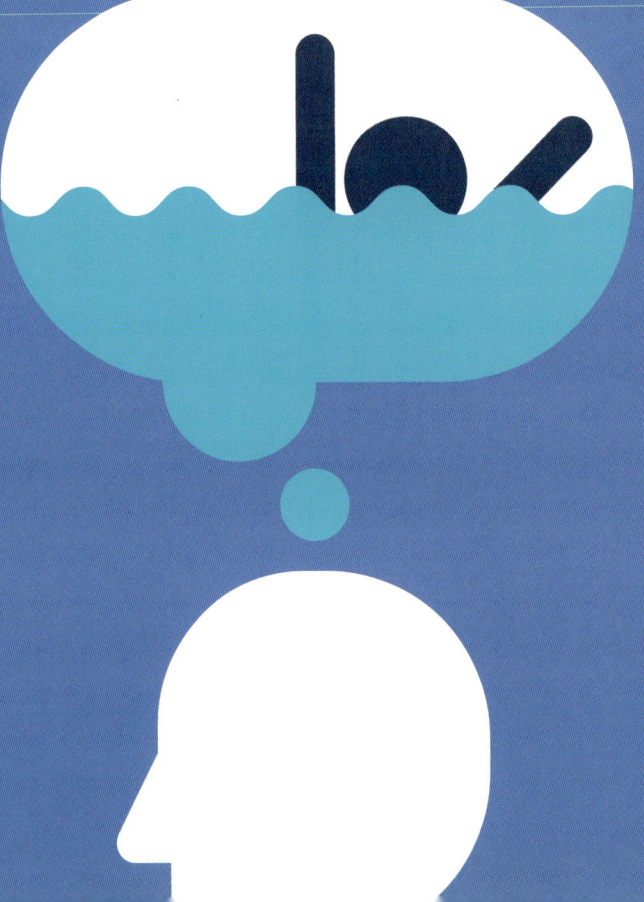

Ventajas de la comunicación estratégica en la concienciación con respecto a los ahogamientos

La comunicación estratégica incluye campañas de **concienciación** destinadas a la población general y las instancias decisorias, y **campañas para modificar comportamientos** dirigidas a comunidades específicas o grupos de riesgo. Estas estrategias ayudan a involucrar en la labor de prevención de ahogamientos a un amplio abanico de partes interesadas y a lograr objetivos, entre otras cosas: promoviendo nuevas políticas; haciendo cumplir reglamentos; poniendo en marcha medidas físicas concretas; y garantizando la aceptación de las comunidades y el uso de nuevos recursos para la prevención de ahogamientos (en particular para proteger a los niños).

Aumentar la conciencia pública mediante la comunicación estratégica

Las seis intervenciones para la prevención de ahogamientos expuestas en esta guía varían, pero presentan similitudes: todas ellas son puestas en marcha por partes interesadas en diferentes niveles (nacional y local) y exigen comunicación para modificar comportamientos a nivel de la comunidad. Muchas requerirán campañas de concienciación entre la población general. Todas las campañas —ya sean de concienciación o para cambiar comportamientos— deberían incluir estos pasos *(106)*.

⇩ Paso 1

Evaluar el potencial de comunicación estratégica

La comunicación estratégica efectiva consiste en comprender lo que cree la gente y por qué se comportan de la forma en la que lo hacen, basándose en factores como sus conocimientos y percepciones existentes, el entorno local, las normas sociales, una percepción del riesgo, y las creencias sobre su poder (o falta de poder) para cambiar las cosas. Los comportamientos también son el resultado de cómo las personas evalúan sus elecciones en cuanto a costos, beneficios y barreras (ya sean barreras percibidas o reales, internas o externas, tangibles o intangibles, pecuniarias o no pecuniarias) *(107)*.

Es fundamental evaluar el potencial como primer paso a través de herramientas y prácticas como debates en grupos de discusión y encuestas (CAP) sobre conocimientos, actitudes. Estos son algunos ejemplos de pregunta que se formulan al utilizar estas herramientas: ¿Qué sabe y cree la población sobre los ahogamientos? ¿En quién confían los padres y pueden esas personas compartir información sobre ahogamientos? ¿Por qué se aceptan los servicios de guardería en algunas comunidades pero no en otras? ¿Qué tipo de información se necesita, cuándo, dónde y por qué? Las medidas que la comunidad ha adoptado en el pasado a menudo pueden constituir un punto de partida.

La comunicación estratégica efectiva consiste en comprender lo que cree la gente y por qué se comportan de la forma en la que lo hacen.

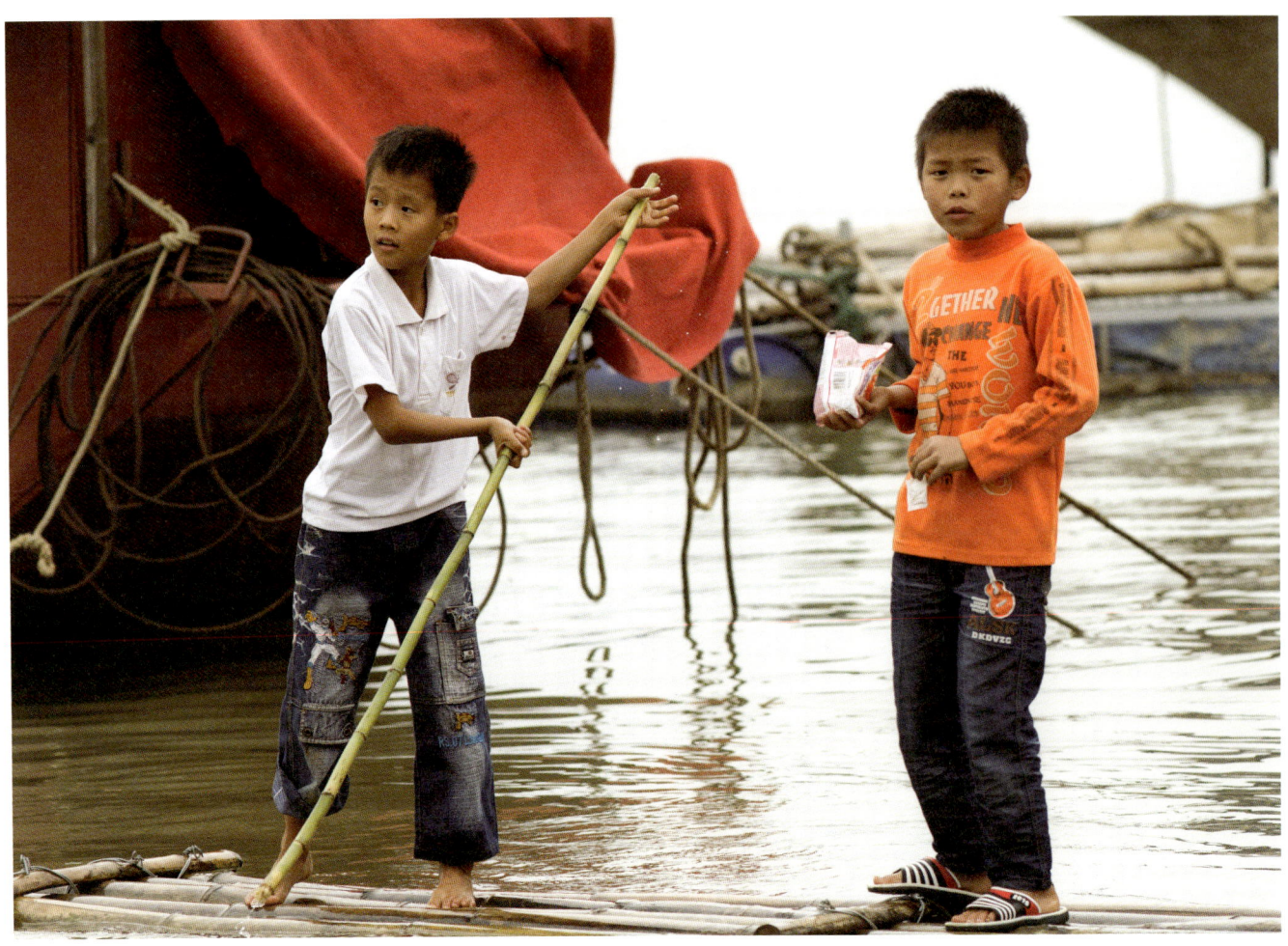

Los mensajes se deberían basar en la información obtenida en la fase de investigación y hacer referencia a los conocimientos y creencias existentes de los públicos destinatarios.

⬇ Paso 2

Definir el público

Definir el público destinatario y centrarse en un grupo de riesgo particular (como los padres de niños pequeños o grupos de población con tasas más elevadas de ahogamiento) es clave para una estrategia de comunicación efectiva.

⬇ Paso 3

Definir la estrategia

La evaluación de la situación en el paso 1 servirá como base para la selección de mensajes, medios y canales. Existen varios métodos para crear mensajes para cambiar comportamientos: por ejemplo, los mensajes se pueden centrar en presentar los beneficios del comportamiento deseado o las consecuencias negativas del comportamiento problemático. Las campañas destinadas a cambiar comportamientos deberían estar combinadas con el cumplimiento cuando proceda, por ejemplo, en lo relativo a reglamentos para embarcaciones pequeñas, vallas para piscinas, etc.

⬇ **Paso 4**

Preparar material y formular mensajes pertinentes para el público destinatario

Los mensajes se deberían basar en la información obtenida en la fase de investigación y hacer referencia a los conocimientos y creencias existentes de los públicos destinatarios. Del mismo modo, la selección del material utilizado para divulgar los mensajes debería reflejar la preferencia y las costumbres del público destinatario. Una campaña puede tener diferentes públicos destinatarios y partes interesadas y por lo tanto requerir diferentes mensajes y plataformas de comunicación. Los mensajes y el material deberían ponerse a prueba a través de grupos específicos antes de ser divulgados.

⬇ **Paso 5**

Divulgar el material y los mensajes

En función de los objetivos y el público destinatario de la campaña, los mensajes pueden ser divulgados a través de diversos canales, como los medios tradicionales (documentos impresos, vallas publicitarias, televisión, radio); medios específicos de una comunidad (teatro comunitario, marionetas, debates, canciones y baile, acertijos, proverbios); «entretenimiento educativo»; redes sociales y medios digitales; actos públicos; movilización de la comunidad; actividades en escuelas y universidades; participación de líderes de la comunidad y otros grupos clave; promoción de bienes gratuitos o subvencionados como chalecos salvavidas para navegantes; nuevos artículos en medios de comunicación, etc. La combinación de canales es preferible a un solo canal.

⬇ **Paso 6**

Evaluar la campaña

La labor de comunicación puede evaluarse en diferentes niveles. Por ejemplo, las encuestas posteriores a la campaña evalúan el alcance y la retención de una campaña y, en concreto, determinan cuántas personas han visto u oído acerca de la campaña y se han quedado con el mensaje clave. Asimismo, se pueden realizar evaluaciones para definir el impacto de la campaña y la intervención en materia de comportamiento (véase Investigación). Para este tipo de evaluación es importante realizar una encuesta de base antes de la campaña para compararla con la encuesta de evaluación posterior a la campaña.

> Véase la página 89

La siguiente campaña modelo para equipar a los trasbordadores con chalecos salvavidas muestra cómo se puede utilizar la comunicación estratégica para catalizar la necesidad la intervención, y más adelante apoyar la puesta en marcha de la misma:

- **Fase 1:** La campaña selecciona a legisladores e instancias normativas como el público destinatario para lograr un cambio en las leyes y las políticas relativas a los chalecos salvavidas en los trasbordadores. Como parte de esta campaña de sensibilización y promoción, los mensajes sobre la magnitud del problema (puesta de manifiesto a través de una encuesta previa a la campaña sobre las prácticas actuales) y los beneficios de la intervención —proveer a los trasbordadores de chalecos salvavidas de calidad— se comparten a través de artículos en los medios de comunicación (tradicionales y digitales) y reuniones específicas y técnicas con partes interesadas.

- **Fase 2 (posterior a la legislación):** La campaña se dirige a un segundo público, los operadores de trasbordadores, para aumentar el cumplimiento de la nueva legislación sobre chalecos salvavidas en los trasbordadores. Los mensajes se centran en el cumplimiento estricto de la nueva ley o en las posibles ventajas para la empresa si los consumidores la asocian a la seguridad. Estos mensajes se divulgan por medio de artículos en publicaciones del sector de los trasbordadores; presentaciones en los consejos de administración de las empresas; reuniones con equipos de comercialización de las empresas de trasbordadores; y carteles y publicaciones impresas distribuidos en las instalaciones de la empresa.

- **Fase 3:** La campaña se dirige a su tercer público, los usuarios de trasbordadores, para aumentar la demanda de seguridad a bordo. Los mensajes se centran en el derecho de los consumidores de viajar seguros, la importancia de comprobar la seguridad antes de contratar los servicios de un proveedor o de otro, la magnitud del problema y la eficacia de los chalecos salvavidas de calidad. Los mensajes se divulgan a través de medios de comunicación masivos (televisión, radio o material impreso), artículos en los medios informativos, folletos, carteles y volantes en los centros de venta de billetes (y los trasbordadores), así como a través de grupos responsables de concienciar a los pasajeros en los puertos. Se puede solicitar a los pasajeros en los puertos que respondan a una encuesta posterior a la campaña sobre la praxis.

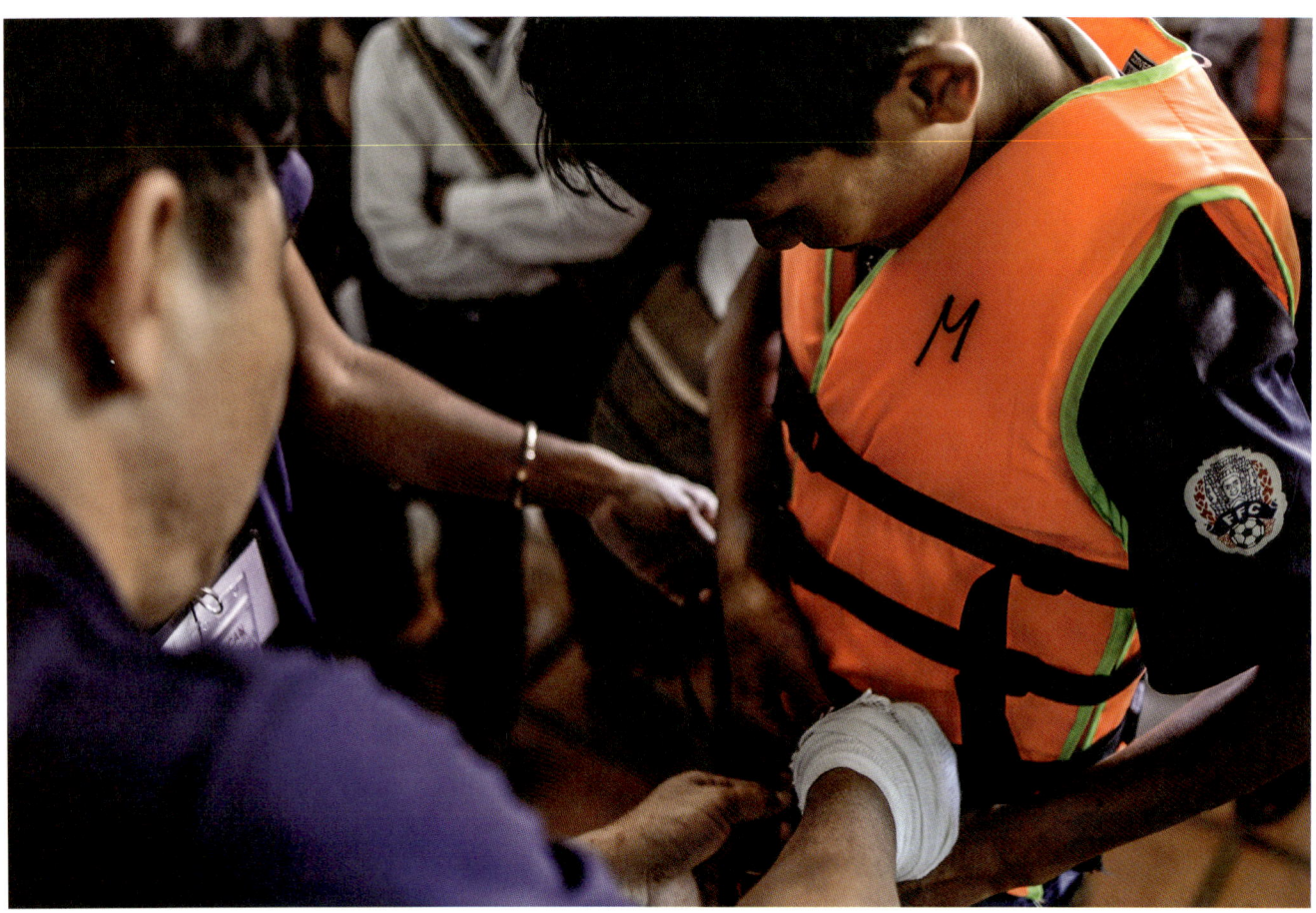

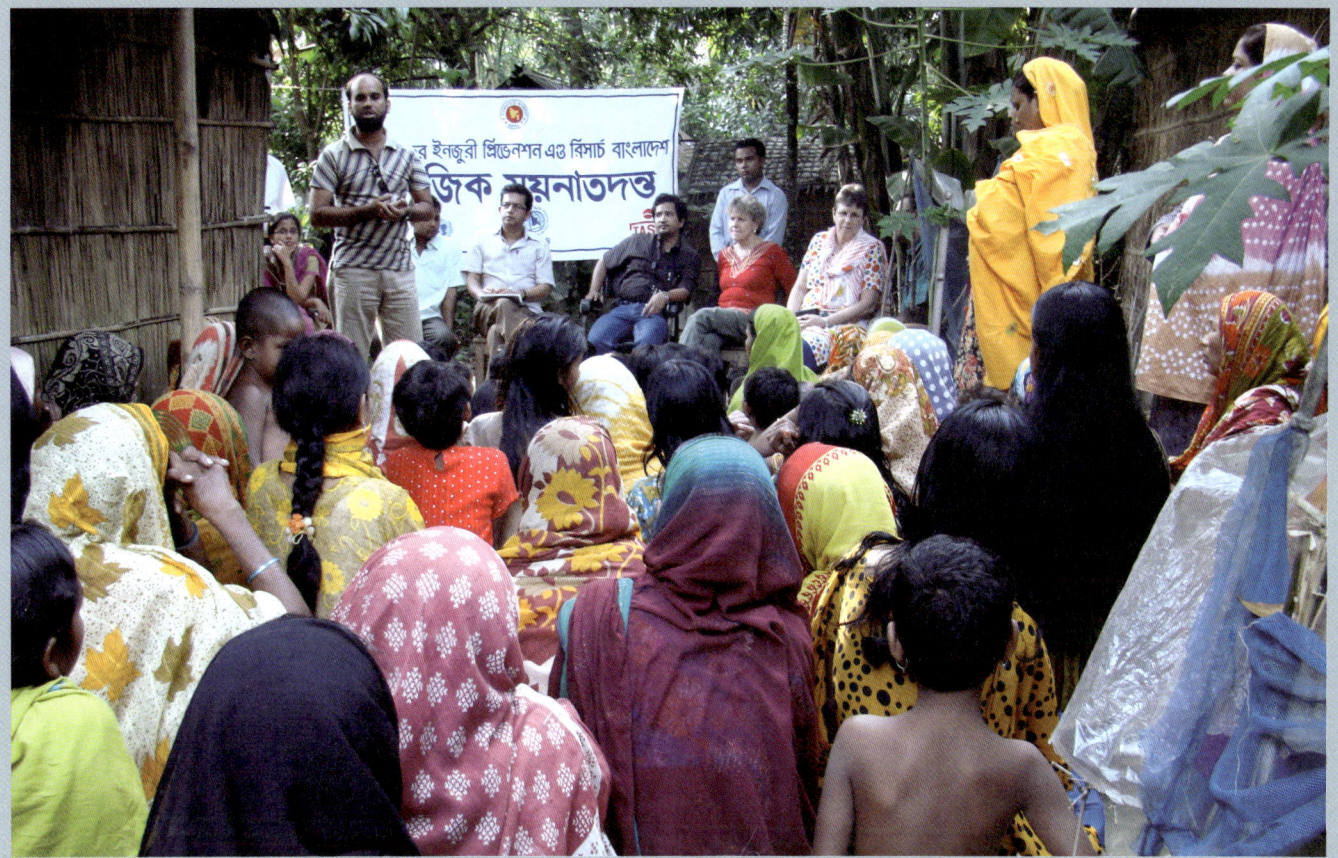

Estudios de caso
Disminuir los ahogamientos a través de la educación comunitaria: Arizona (EE.UU.) y Bangladesh

Gracias a una iniciativa masiva de educación comunitaria realizada en Arizona en 1989, se logró reducir los ahogamientos mortales y no mortales en casi 50% en todo el estado para 1990. Los mensajes hacían hincapié en la necesidad de supervisión adulta y de un aumento de la aceptación general de las barreras alrededor de las piscinas como método suplementario de supervisión. Los grupos de prevención colaboraron estrechamente y formaron coaliciones con los medios de comunicación (periódicos, televisión y radio), hospitales y empresas locales, facilitaron información a los funcionarios electos y participaron en sesiones públicas locales, municipales y estatales centradas en los ahogamientos infantiles. Arizona también creó grupos de apoyo parental para las familias de víctimas de ahogamientos *(108)*.

Más recientemente, se formuló un paquete para la prevención de ahogamientos y se puso a prueba durante tres meses en cuatro comunidades rurales de Bangladesh para evaluar su viabilidad, aceptación y sostenibilidad. Una mayor supervisión de los niños, la concienciación acerca de la seguridad en el agua y la educación de la comunidad en rescates seguros y reanimación eran los tres componentes básicos del paquete de intervención. El componente relativo a la concienciación destacaba la importancia supervisar a los niños, eliminar riesgos de ahogamiento en el interior y proteger a los niños de masas de agua en el exterior mediante la creación de barreras como instalar vallas alrededor de un estanque o la casa, instalar barreras en las puertas o utilizar parques. Para crear una mayor conciencia pública sobre la seguridad en el agua, se consideró la posibilidad de formar comités de aldeas y celebrar reuniones «de autopsia de patio» y «de autopsia social»[13] con comunidades *(109)*. La escala de este paquete no fue suficiente para evaluar la efectividad en la prevención de ahogamientos a nivel de población, pero estas actividades pueden revelar medidas importantes relacionadas con el proceso, como obstáculos a la ejecución de estos programas y, por lo tanto, permitir determinar su viabilidad, aceptación y sostenibilidad

---

13   En una autopsia social o de patio participan los familiares o las personas implicadas de cerca en el incidente de ahogamiento, los cuales son entrevistados sobre las condiciones sociales, ambientales, sanitarias y de comportamiento en las que se produjo el incidente, cualquier procedimiento utilizado para prevenir el ahogamiento, el tipo y el momento de la intervención, y las dificultades encontradas durante la intervención.

3 Establecer un plan nacional de seguridad en el agua (prevención de ahogamientos)

Un plan nacional de seguridad en el agua (o prevención de ahogamientos) describe los principios, metas, objetivos, acciones, medidas y mecanismos de coordinación principales para reducir y prevenir los ahogamientos mortales y no mortales *(110)*. Estos planes (a veces denominados estrategias o políticas) pueden centrarse en los ahogamientos en general o, si la presión de los datos, política y/o de la comunidad así lo requiere, en un aspecto específico de los ahogamientos, como las muertes por ahogamiento en piscinas.

Aunque hay pocos estudios que examinen o evalúen la efectividad de los planes nacionales de seguridad en el agua existentes, las evaluaciones de planes en otras áreas de la salud pública o el desarrollo —como la prevención de las lesiones infantiles, la mejora de la seguridad vial o el fortalecimiento de la reducción del riesgo de desastres— muestran que los planes nacionales pueden funcionar.

Ventajas de un plan nacional de seguridad en el agua

Elaborar, ejecutar y evaluar un plan nacional de seguridad en el agua ayuda a:

- identificar áreas prioritarias en cuanto al riesgo de ahogamiento;
- identificar y armonizar los esfuerzos de las partes interesadas, incluidas las que todavía no participan en iniciativas;
- identificar y asignar recursos a las áreas que más los necesitan;
- sensibilizar en el nivel político, normativo y comunitario;
- contribuir a los programas de investigación, incluido identificar lagunas de datos e intervenciones;
- ofrecer una plataforma para involucrar al gobierno y formular leyes, políticas y reglamentos adicionales.

Establecer un plan nacional de seguridad en el agua

Aunque no existe un modelo o proceso único que se pueda recomendar, se invita a los planificadores a tener en cuenta los siete pasos siguientes que reflejan los que se mencionan en el *Informe mundial sobre ahogamientos*.

⇩ Paso 1

Evaluar la situación

Se deberían examinar los datos nacionales o de cohortes para extraer las características fundamentales de los contextos de ahogamiento, las poblaciones que corren mayores riesgos y las enseñanzas extraídas para conformar las prioridades del plan nacional. Incluya la evaluación de todos los planes nacionales para lesiones, salud o reducción del riesgo de desastres que puedan ofrecer oportunidades de integración (véase Evaluación de la situación).

> Véase la página 5

⇩ Paso 2

Establecer un equipo directivo

Los ahogamientos son un reto multisectorial, por lo que un plan nacional de seguridad en el agua debe contar con un equipo directivo fuerte, una planificación eficaz y un apoyo amplio de las partes interesadas. Los modelos de liderazgo incluyen los dirigidos por el gobierno; los dirigidos en colaboración con el gobierno, los organismos de las Naciones Unidas y ONG, etc. Al tomar la decisión en cuanto al equipo directivo, elabore un plan para conseguir el apoyo (eventual) del gobierno (véase el paso 6).

Los contextos de algunos países de ingresos bajos y medianos pueden requerir que el proceso de planificación esté dirigido por ministerios del gobierno con el apoyo de organismos de las Naciones Unidas. Por ejemplo, el cuadro 4 describe el papel del Gobierno de Viet Nam y los ministerios clave en la dirección del Plan de Acción de Viet Nam para la Prevención del Ahogamiento Infantil 2010-2015, el cual delega las responsabilidades y las medidas esenciales al nivel provincial.

> Véase la página 87

⇩ Paso 3

Identificar a las partes interesadas

La cartografía de las partes interesadas debería reflejar el carácter multisectorial de la prevención de ahogamientos (véase Promover la colaboración multisectorial). El reciente Plan Canadiense para la Prevención de Ahogamientos adoptó un enfoque incluyente de la cartografía, la consulta y la participación de las partes interesadas, utilizando talleres para examinar la prevención de ahogamientos desde todas las perspectivas y obtener la aceptación probable de las intervenciones. Un resultado bien recibido de ello ha sido la creación de procesos similares en el ámbito provincial y comunitario. Los grupos de discusión también se han utilizado satisfactoriamente en Bangladesh como base para la elaboración de los planes de acción comunitarios para la prevención de ahogamientos.

> Véase la página 67

En contextos de ingresos bajos y medianos donde el riesgo de ahogamiento es evidente, pero todavía no es una prioridad, la involucración de los sectores de la salud, la reducción del riesgo de desastres y el agua y el saneamiento puede reportar beneficios importantes. Por ejemplo, el sector del desarrollo de los recursos hídricos en Camboya tiene por objeto fortalecer las vías de navegación existentes y crear vías nuevas, principalmente para impulsar el desarrollo económico, agrícola y sanitario. Las áreas de interés comunes son evidentes y la colaboración en la planificación probablemente aumentará las oportunidades de prevenir ahogamientos.

⇩ Paso 4

Definir un marco

Un examen de los planes de seguridad en el agua existentes muestra que no existe un marco único para todos los casos, por lo que parte del proceso de planificación exige que las partes interesadas determinen el marco que mejor se adapta a sus circunstancias.

Los planes nacionales se benefician de un marco de organización que les aporte una estructura y les permita exponer explícitamente su visión, metas y principios. Un examen de los planes de seguridad en el agua existentes muestra que no existe un marco único para todos los casos, por lo que parte del proceso de planificación exige que las partes interesadas determinen el marco que mejor se adapta a sus circunstancias.

La elección del marco debería tener en cuenta el grado en que puede obtener apoyo político y financiero para el plan y comunicar claramente a todas las partes interesadas (incluido el público) las metas y objetivos del plan.

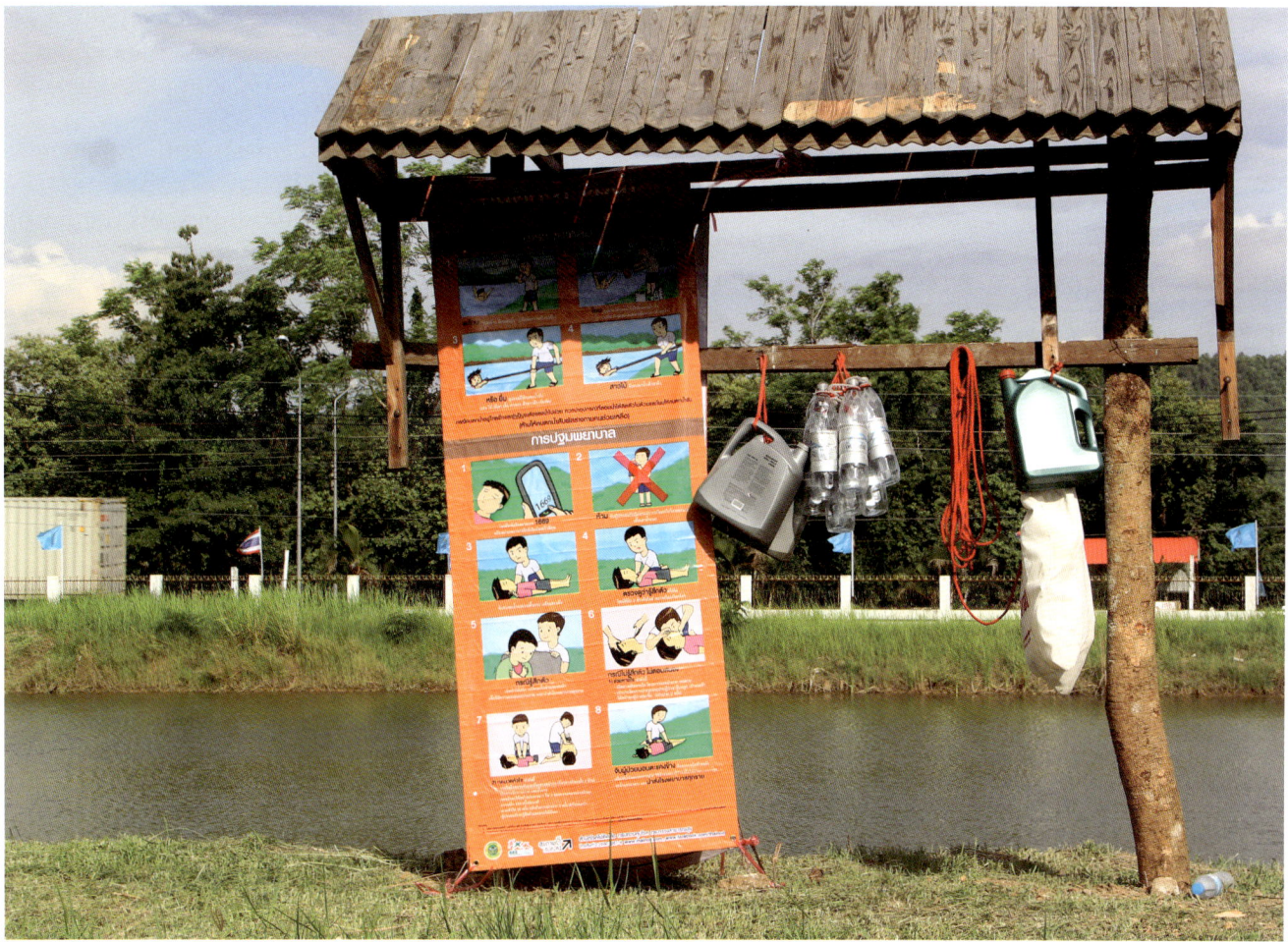

> Véase la página 87

Viet Nam (véase el cuadro 4) decidió estructurar su plan nacional en torno a prioridades y responsabilidades de departamentos del gobierno. El marco de organización del Plan Australiano de Seguridad en el Agua se basaba en las metas y los objetivos convenidos por las partes interesadas. La recién publicada Estrategia 2016-2026 de Prevención de Ahogamientos del Reino Unido utilizó el análisis de datos sobre ahogamientos para identificar cuatro temas estratégicos como su marco, los cuales se corresponden con cuatro elementos principales de los incidentes de ahogamiento.

⇩ Paso 5

Establecer los objetivos y las intervenciones

Los objetivos del plan nacional deberían identificarse utilizando la información recopilada durante la fase de evaluación. A menudo abordan las cuestiones relativas a ahogamientos prioritarias para un país; la necesidad de datos/investigación; la identificación de intervenciones; y la importancia de la coordinación y la colaboración entre los asociados. Todos los planes nacionales deberían promover la puesta en marcha de intervenciones basadas en los mejores datos empíricos disponibles y asignar explícitamente responsabilidades, mecanismo de coordinación y necesidades en materia de recursos.

> **Se debería señalar que el proceso de elaboración es tan importante como el propio plan, ya que debe promover la colaboración y la participación, y construir una coalición de asociados dispuestos a abordar los ahogamientos.**

⇩ Paso 6

Obtener el apoyo del gobierno

El apoyo del gobierno es importante y frecuentemente difícil de obtener, pero cuando se consigue a menudo hay pruebas de medidas sólidas. El Plan de Acción contra el Ahogamiento Infantil de Tailandia *(111)*, dirigido por el Ministerio de Salud, formó un comité sobre el ahogamiento infantil y desarrolló una política y un programa de competencias de natación y seguridad en el agua, así como un requisito para vincular la educación parental en materia de ahogamiento infantil con el proceso de vacuna en la primera infancia.

Se puede favorecer la obtención del apoyo del gobierno:

- involucrando a partes interesadas que pueden influir en el gobiernos, como líderes de la comunidad;
- proporcionando a los jefes de los ministerios información actualizada periódica sobre la ejecución del plan;
- decidiendo una estrategia en la etapa de designación del equipo directivo para obtener el apoyo del gobierno;
- explicando explícitamente las repercusiones financieras y cómo se financiará el plan;
- utilizando el Informe mundial sobre ahogamientos para obtener la aprobación del plan cuando esté listo.

Además del Informe mundial sobre ahogamientos, otros catalizadores de la involucración del gobierno en la elaboración de los planes incluyen la resolución WHA64.27 (2011) de la Asamblea Mundial de la Salud relativa a la prevención de los traumatismos en los niños, la cual mencionaba específicamente el ahogamiento como una de las causas principales de las muertes infantiles por traumatismo. Esta resolución insta a los Estados Miembros a priorizar la prevención de los traumatismos en los niños, lo cual implica un llamamiento para la elaboración de políticas y planes de acción multisectoriales con objetivos realistas.

⇩ Paso 7

Llevar a la práctica y supervisar el plan

El plan nacional debería establecer explícitamente los objetivos (véase el paso 5) y asignar la responsabilidad de lograr esos objetivos. Además, la supervisión del plan es cuestión tanto de determinar si se están cumpliendo los objetivos específicos como de determinar si los objetivos del plan deben ser revisados. Debería realizarse un seguimiento habitual para supervisar y notificar los progresos del plan para garantizar la participación continua y fortalecer la colaboración. Asimismo, se debería señalar que el proceso de elaboración es tan importante como el propio plan, ya que debe promover la colaboración y la participación, y construir una coalición de asociados dispuestos a abordar los ahogamientos.

Los planes de prevención de ahogamientos en el contexto más amplio

Aprovechar los enfoques regionales y el enfoque mundial

Los planes regionales constituyen una base para el fortalecimiento de las capacidades y se centran en el ahogamiento como un problema de los gobiernos nacionales, las ONG y el sector de la investigación. La OMS ha promovido con éxito la elaboración de planes regionales y nacionales de prevención de traumatismos en la Región del Pacífico Occidental y la Región de Asia Sudoriental, incluido el Plan de acción regional para la prevención de la violencia y los traumatismos en el Pacífico Occidental 2016-2020 *(112)*.

Se han realizado numerosos esfuerzos para centrar la atención y crear capacidad para la elaboración de planes de acción regionales y nacionales. Se celebraron conferencias mundiales sobre prevención de ahogamientos en 2011 y 2015, y se han realizado numerosos talleres de planificación regionales, nacionales y de partes interesadas en colaboración con ONG, la OMS, el UNICEF y gobiernos de la Región de Asia Sudoriental y la Región del Pacífico Occidental. Más recientemente se ha intentado comprender y hacer recomendaciones en respuesta a las acciones clave del Informe mundial sobre ahogamientos.

Integrar la prevención de ahogamientos en otros planes sectoriales

> Véase la página 67

La naturaleza multisectorial de la prevención de ahogamientos se presta a la integración en planes elaborados y aplicados en otros sectores de desarrollo (véase Promover la colaboración multisectorial). Algunos ejemplos de planes sectoriales que tienen el potencial de reducir los ahogamientos incluyen los centrados en la reducción del riesgo de desastres en los niveles nacional, provincial y comunitario; los planes de acción en materia de seguridad marítima; y los planes para fortalecer los sistemas de salud pública. Es necesaria una promoción política efectiva para garantizar la integración de los ahogamientos en estos planes.

Cuadro 4: Dos enfoques para elaborar un plan nacional de seguridad en el agua

Proceso	Pan Australiano de Seguridad en el Agua 2012-2015	Plan de Acción de Viet Nam para la Prevención del Ahogamiento Infantil 2010-2015
Fase 1		
Evaluar la situación	Análisis de los datos sobre ahogamientos mortales extraídos de registros de indagaciones, policiales, de los medios y de ONG	El análisis extenso de datos sobre ahogamientos dio lugar a la identificación de 15 provincias con un alto porcentaje de ahogamientos
Concienciar	La estrategia es la segunda iteración de un plan para reducir los ahogamientos en 50% para 2020	Amplio uso de publicaciones y presentaciones en el contexto del Plan de Acción de Viet Nam para la Prevención del Ahogamiento Infantil
Identificar el equipo directivo y fomentar el compromiso político	Dirigido por el Consejo australiano de seguridad en el agua (AWSC), integrado principalmente por ONG centradas en la seguridad en el agua	Comité interministerial sobre el ahogamiento infantil, creado y dirigido por el Ministerio de Trabajo, Bienestar Social y Cuestiones relacionados con la Discapacidad
Involucrar a las partes interesadas y desarrollar su implicación	Evaluación participativa, nueva redacción y proceso de aprobación	Participación de ministerios y representantes provinciales clave. Apoyo proporcionado por organismos de las Naciones Unidas, la OMS, el UNICEF y ONG
Fase 2		
Definir un marco	Marco de metas centrado en áreas clave de riesgo	Estructurado en torno a responsabilidades ministeriales e intervenciones conocidas basadas en datos empíricos
Establecer objetivos y seleccionar intervenciones	Objetivos e intervenciones, incluido identificar lagunas de investigación, estructuradas en torno a metas relacionadas con: niños; personas jóvenes de entre 15 y 24 años personas mayores de 55 años vías navegables en el interior playas donde se practica el surf sector acuático alcohol y drogas embarcaciones poblaciones de alto riesgo desastres y condiciones meteorológicas extremas	Objetivos y actividades establecidos en relación con: creación de capacidades en el plano local fortalecimiento de la comunicación y la educación del público creación de modelos para una comunidad y un hogar seguros para los niños mejorar la enseñanza de natación y seguridad en el agua endurecer las leyes, las sanciones y los reglamentos movilizar a los trabajadores para proteger a los niños mejorar los sistemas de notificación, alerta y primeros auxilios
Garantizar que el plan lleve a la acción	El modelo consiste en la armonización de la labor de los miembros del AWSC y las jurisdicciones estatales con el plan	Los progresos son monitorizados mediantes talleres de examen de la aplicación bianuales. Coordinación vertical de los ministerios en autoridades locales provinciales
Fase 3		
Aprobación de las partes interesadas	Aprobado por el ASWC	Plan aprobado por el comité interministerial
Aprobación del gobierno	Puesto en marcha por un representante del gobierno, mencionado en una política, pero no consagrado en la legislación	Todos los organismos y las provincias aprobaron el compromiso con las actividades de ejecución
Aprobación estatal		Plan apoyado por el Primer Ministro en una declaración

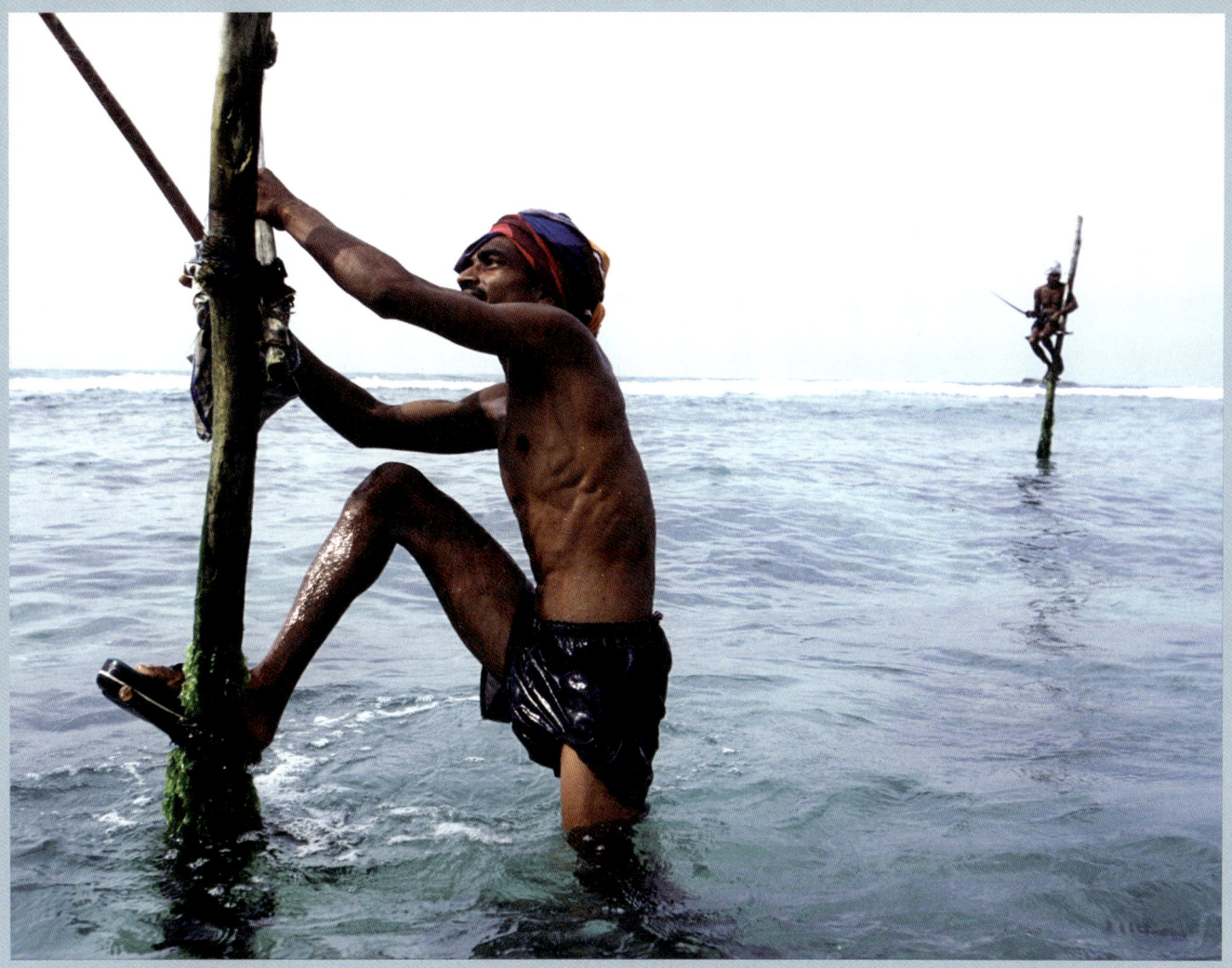

Estudio de caso
Plan de prevención de ahogamientos y seguridad en el agua, Sri Lanka

El Plan de prevención de ahogamientos y seguridad en el agua de Sri Lanka *(113)* se elaboró basándose en una evaluación integral de la situación y la participación de las partes interesadas. Surgió de un proyecto de investigación apoyado por la OMS para identificar los patrones de ahogamiento, la segunda causa de muerte accidental en Sri Lanka.

Se procedió a la recopilación y el análisis de datos de casos de ahogamiento entre 2004 y 2009. El estudio identificó los factores de riesgo para los ahogamientos, a saber, actividades cotidianas como bañarse, trabajar en la agricultura o la construcción, y actividades de ocio. Los adultos con edades comprendidas entre los 25 y 44 años eran los que corrían mayores riesgos, y los hombres tenían cuatro veces más probabilidades de ahogarse que las mujeres. El consumo de alcohol, la falta de chalecos salvavidas en las embarcaciones, las prácticas deficientes de supervisión, las inundaciones durante el monzón y los pozos sin protección y las reservas de agua abiertas fueron identificados como factores de riesgo.

El plan, que adopta un enfoque único, combina como objetivos la reducción de los ahogamientos con el desarrollo del turismo, el uso de los recursos naturales y el aumento de las oportunidades de empleo. El plan tiene ocho estrategias clave, e incluye las responsabilidades de ejecución del gobierno, las ONG, los asociados externos y el sector empresarial bajo la dirección del Consejo nacional de prevención nacional y seguridad en el agua *(113)*.

4 Investigación: promover la prevención de ahogamientos a través de la recopilación de datos y estudios bien diseñados

El ahogamiento es una de las causas de muerte principales, prevenible y en su mayor parte ignorada. Para cambiarlo, los sistemas de recopilación de datos deben ser mejorados y en algunos casos establecidos. Además, se necesitan estudios bien diseñados para promover la prevención de ahogamientos a través de una mejor comprensión de los factores de riesgo y la efectividad de las intervenciones, independientemente de si están relacionadas con lugares seguros para los niños, barreras, aptitudes de natación, reglamentos relativos a las embarcaciones de recreo o transporte, la resiliencia a las inundaciones o el rescate y la reanimación seguros.

Ventajas de las investigaciones y promover la prevención de ahogamientos a través de la recopilación de datos y los estudios bien diseñados

Las investigaciones bien diseñadas – tanto cuantitativas como cualitativas – permiten desarrollar, modificar y supervisar los mejores programas y evaluar los resultados del programa *(114)*. También permite adaptar los programas a los contextos locales y aumenta la visibilidad de los mismos entre los diferentes públicos *(115)*.

¿Qué tipo de investigación se necesita en el campo de la prevención de ahogamientos?

Se necesitan estudios tanto cuantitativos como cualitativos para promover la prevención de los ahogamientos. Se encuentra fuera del alcance de esta guía práctica proporcionar una descripción complete de cómo se debería realizar la investigación; no obstante, el tipo de investigación que se necesita probablemente dependerá del nivel de atención que se presta actualmente a la cuestión del ahogamiento en un entorno determinado. Por ejemplo:

- cuando la tasa de ahogamientos sea baja o no se encuentre entre las prioridades públicas, el primer paso en materia de investigación es analizar los datos existentes y mejorar la recopilación de datos (véase el paso 1);

- cuando exista la intención de abordar los ahogamientos basándose en datos, pero las partes interesadas no están seguras de qué hacer ni dónde, probablemente el próximo paso más adecuado será investigar para identificar los factores de riesgo (véase el paso 2);

- cuando se estén llevando a cabo intervenciones para prevenir ahogamientos, las investigaciones sobre su aplicación y eficacia con el siguiente paso más pertinente (véase el paso 3).

En función de cuál de estas categorías amplias se ajuste mejor, los responsables políticos y los interesados en la prevención de ahogamientos deberían decidir qué tipo de investigación es la más pertinente. Si carecen de la capacidad correspondiente para llevarla a cabo ellos mismos, pueden encargársela a quien la tenga.

⬇ Paso 1

Analizar los datos existentes y mejorar la recopilación de datos

Los sistemas de recopilación de datos —vigilancia constante o encuestas periódicas— constituyen una base sólida para mucho de lo que se sabe sobre los ahogamientos. En muchos entornos, el análisis de estos datos es un primer paso esencial para prevenir ahogamientos, ya que puede establecer la dimensión del problema y quién corre riesgos. También permite priorizar, es decir, determinar qué tipo de intervención de prevención de ahogamientos y dónde se necesita.

Cuando no se dispone de datos o son de mala calidad (particularmente en países de ingresos bajos y medianos con sistemas de vigilancia débiles o inexistentes), se deberían adoptar medidas para mejorar la exhaustividad, la presentación oportuna y la exactitud de los sistemas nacionales, aunque esto no se debe abordar necesariamente a nivel nacional. Es necesario lograr el equilibrio entre la aplicación de intervenciones de prevención de ahogamientos y el establecimiento y la mejora de los sistemas nacionales de vigilancia. Si se espera a contar con un sistema nacional de vigilancia que funcione plenamente antes de llevar a cabo actividades de prevención de ahogamientos puede que estas nunca se inicien.

Las Directrices de vigilancia de traumatismos y las Directrices para la vigilancia de traumatismos mortales en tanatorios y hospitales de la OMS (116) se pueden consultar para obtener orientaciones sobre cómo diseñar, establecer y mantener sistemas de vigilancia *(117)*. Añadir preguntas simples a la recopilación habitual de datos podría ser efectivo para determinar el lugar (tipo de masa de agua) y la actividad en el momento del sumergimiento y llevar a estrategias de prevención específicas. Si los sistemas de vigilancia son deficientes, se pueden utilizar métodos alternativos, como:

- **Encuestas en la comunidad** con entrevistas en los hogares. Estas pueden ofrecer información detallada sobre los ahogamientos y los ahogamientos no mortales y cuando se hacen en momentos diferentes se pueden utilizar para hacer un seguimiento de las tendencias. Aunque cabe señalar que se necesitan muestras grandes para estas encuestas, esto no debería considerarse un elemento disuasorio para realizar la encuesta. Las encuestas en comunidades en Asia Sudoriental han revelado la dimensión del problema de ahogamientos y su papel como una de las causas principales de defunción *(28)*. Las directrices de la OMS para realizar encuestas en comunidades se pueden consultar para desarrollar una herramienta normalizada para la recopilación sistemática de datos, obtener muestras representativas y utilizar herramientas en el terreno *(118)*.

- **Las autopsias verbales** (en las que se describen las circunstancias de las muertes, lo que permite a los investigadores clasificar las muertes por causa probable) se pueden utilizar para realizar estudios de caso más detallados de los casos de ahogamiento *(119)*.

- **Noticias de los medios de comunicación:** aunque esta forma de recopilación de datos puede verse sesgada hacia tipos específicos de ahogamiento y no prestar atención a ahogamientos que se producen lejos de la población, puede ser una herramienta de bajo coste para recopilar estadísticas de ahogamientos *(120-122)*. Empezar con los medios permite comprender lo que la comunidad piensa sobre los ahogamientos, puede proporcionar datos generosos sobre las circunstancias de incidentes particulares y ayuda a desarrollar estrategias apropiadas para los casos notificados.

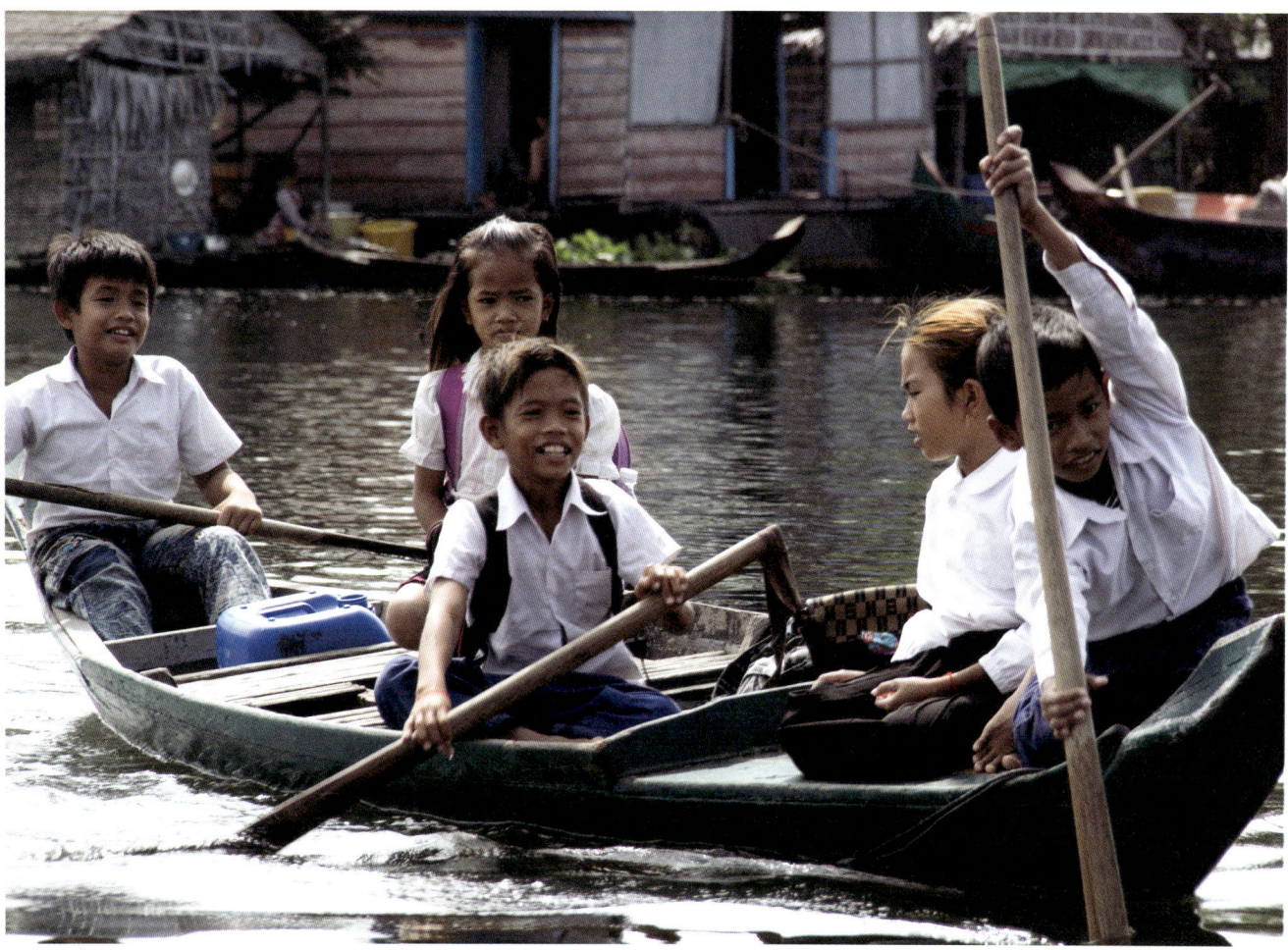

> Entender las circunstancias del ahogamiento permite a los investigadores identificar factores de riesgo para los ahogamientos, lo cual, a su vez, mejora la comprensión de las posibles medidas de prevención.

⇩ **Paso 2**

Identificar los factores de riesgo

Entender las circunstancias del ahogamiento permite a los investigadores identificar factores de riesgo para los ahogamientos, lo cual, a su vez, mejora la comprensión de las posibles medidas de prevención. Los métodos cuantitativos pueden resultar muy útiles a la hora de determinar los factores y grupos de riesgo dentro de una población. A menudo, las conclusiones preliminares de los métodos cuantitativos se entienden mejor a través del uso de métodos cualitativos, como grupos de discusión y entrevistas en profundidad con las partes interesadas. Se incluyen las siguientes:

- **Las encuestas en comunidades** (como las utilizadas en Asia Sudoriental (28), tal y como se describe arriba) proporcionan información abundante sobre los factores de riesgo como: los grupos etarios o el sexo más expuestos; los riesgos profesionales o de actividad; tipos de masas de agua que presentan el mayor riesgo; y la importancia de supervisar a los niños.

- **Investigación por medio de métodos cualitativos, como las encuestas sobre conocimientos, actitudes y praxis.** Pueden ofrecer detalles adicionales valiosos sobre cuestiones clave, como la comprensión de los factores de riesgo; por ejemplo: la percepción de los padres de su propia capacidad de nadar y la de sus hijos; las barreras socioculturales; o las percepciones del valor de protección de los chalecos salvavidas, etc. Una

> Se está reuniendo una base de datos empíricos sobre intervenciones eficaces para prevenir los ahogamientos en entornos de ingresos bajos, pero sigue siendo pequeña. Esto significa que los responsables de la puesta en marcha de las intervenciones en estos entornos deberían hacer todos los esfuerzos posibles para incorporar un componente de investigación en el diseño de su programa.

comprensión más profunda de estas cuestiones puede ayudar a refinar y mejorar la efectividad de las intervenciones, sugiriendo maneras de superar las barreras para la aplicación, y ayudar a identificar los factores y grupos de riesgo que necesitan un énfasis programático particular. Por ejemplo, los niños epilépticos o que sufren otras convulsiones corren un mayor riesgo de ahogamiento.

- **Los estudios descriptivos de datos de vigilancia**, en particular cuando van complementados por un texto sobre las circunstancias del ahogamiento *(123)*,[14] o los estudios de exposición a riesgos acuáticos proporcionan información sobre los factores contribuyentes y sirven de base para seleccionar los entornos prioritarios para las intervenciones.

- **Las entrevistas a informantes clave** proporcionan información sobre posibles factores de riesgo.

⇩ Paso 3

Investigación para mejorar la comprensión de la eficacia y la aplicación de la intervención

Una serie de revisiones bibliográficas *(8, 26, 124, 125)* sobre la prevención de ahogamientos revelan que las intervenciones efectivas incluyen medidas de ingeniería, ambientales, legislativas/normativas y educativas y una gestión de los ahogamientos. Mucho de lo que se sabe sobre la eficacia de estos enfoques procede de los países de ingresos altos, lo que deja lagunas de entendimiento en cuanto a si y cómo se pueden adaptar a entornos de ingresos bajos.

Se está reuniendo una base de datos empíricos sobre intervenciones eficaces para prevenir los ahogamientos en entornos de ingresos bajos, pero sigue siendo pequeña. Esto significa que los responsables de la puesta en marcha de las intervenciones en estos entornos deberían hacer todos los esfuerzos posibles para incorporar un componente de investigación en el diseño de su programa (independientemente del tamaño), con el objetivo de realizar un estudio o estudios bien diseñados para añadirlo a la bibliografía revisada por homólogos. Se examina una serie de herramientas posiblemente pertinentes para la investigación sobre la aplicación en la guía de la OMS *Investigación sobre la implementación de políticas de salud: Guía práctica (126)*.

Las herramientas incluyen:

- **investigación sobre datos relativos a los costos,** la cual puede ayudar a presentar argumentos a favor de las intervenciones de prevención. Aunque las orientaciones detalladas se encuentran fuera del alcance de esta publicación, se pueden aprovechar muchos ejemplos de investigación sobre datos relativos a los costos, incluidos algunos que se han producido

---

[14] Un «cronograma del ahogamiento» recién publicado que divide el proceso de ahogamiento en antes del incidente, durante el incidente y después del incidente presenta una herramienta para mejorar la recopilación de datos sobre ahogamientos que puede contribuir a comprender mejor el proceso a fin de prevenir, reaccionar y mitigarlo efectivamente. También puede ayudar a priorizar la movilización de recursos *(123)*.

en el área de la prevención de ahogamientos (4). Esta información es muy útil para estimular el interés de las instancias normativas en la prevención de ahogamientos y se necesitan muchos más datos sobre los costos en el área de la prevención de ahogamientos.

- **estudios cualitativos,** los cuales se pueden utilizar para evaluar la idoneidad y la efectividad de las intervenciones en entornos particulares averiguando cómo las personas en los posibles lugares de la intervención ven el «problema» que se va a abordar. Las investigaciones cualitativas también pueden revelar por qué fracasan las intervenciones.

- **identificar buenas prácticas,** cuando se está llevando a cabo una intervención en un entorno particular, es útil identificar qué factores pueden ayudar o entorpecer. Por ejemplo, esto podría incluir la rotación de personal rápida, la necesidad de formación para trabajar con diferentes organismos, el papel de un defensor, etc. Se debe identificar lo que ha funcionado y lo que no y resumir estas cuestiones. De este modo, se pueden capturar las buenas prácticas para reproducir la intervención en otros entornos.

Métodos adicionales incluyen:

- **medición intermedia o del impacto,** la cual indica (y explica) una relación demostrada entre la medida intermedia y la prevención de ahogamientos (por ejemplo, se enseña a los niños a nadar, los ocupantes de embarcaciones pequeñas llevan chalecos salvavidas, se cubren los pozos, etc.);

- **estudios casi experimentales** (esencialmente «estudios de antes y después»), en los cuales se utilizan controles equiparados (por ejemplo, comunidades de comparación) para determinar si los efectos de la intervención han superado los de programas y tendencias comunitarios generales.

Se ha elaborado un marco para la aplicación efectiva de las intervenciones de prevención de ahogamientos y se están probando en el proyecto Saving of Lives from Drowning (SoLiD) en Bangladesh *(9)*. El marco consiste en cuatro fases: planificación, involucración, ejecución y evaluación. Este marco es una herramienta útil que tiene el potencial de poder adaptarse a programas centrados en la prevención de ahogamientos y otros traumatismos en entornos de ingresos bajos y medianos *(9)*.

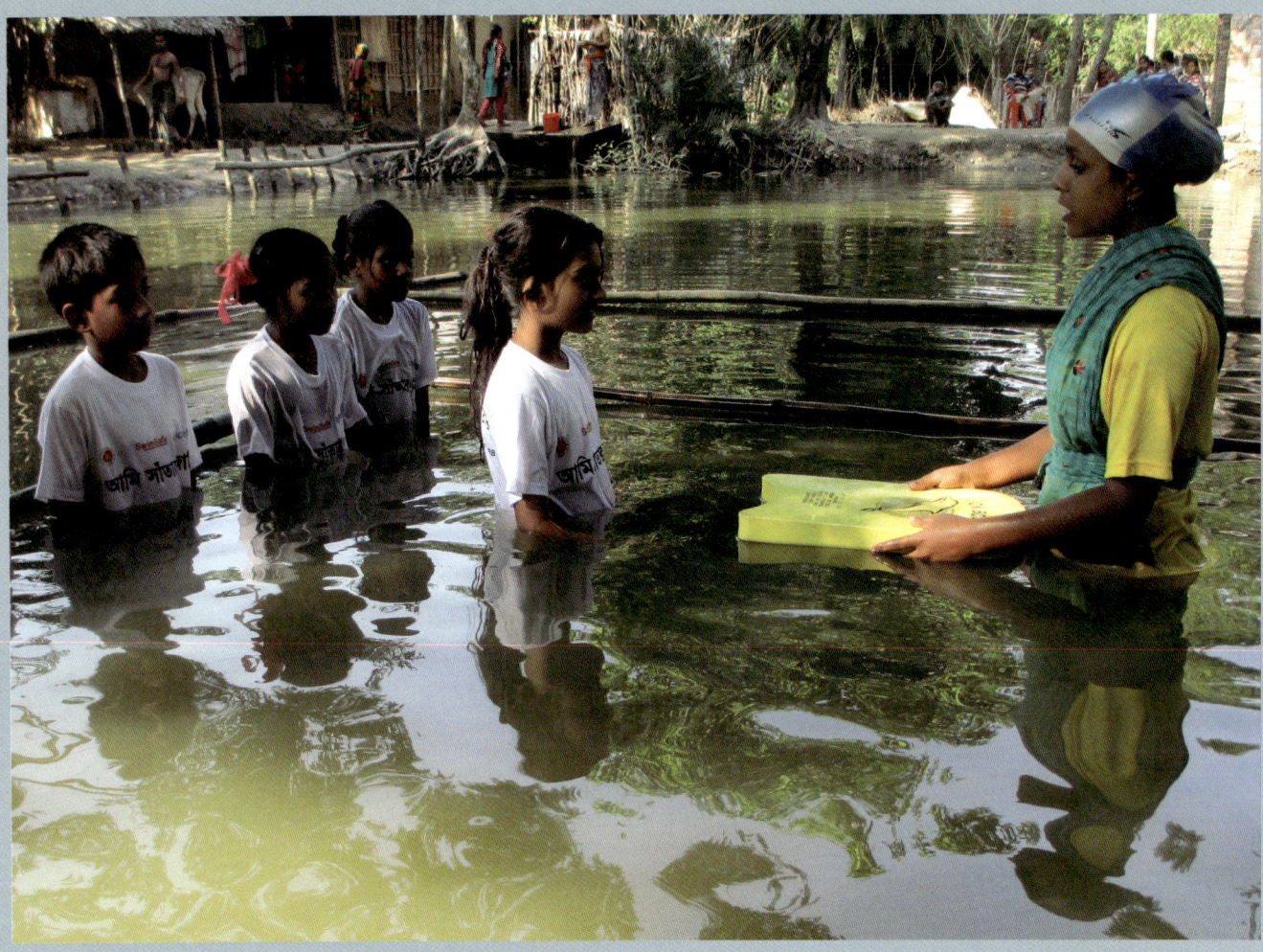

Estudio de caso
Etapas en el desarrollo del programa SwimSafe en entornos diferentes, utilizando el enfoque de salud pública, Bangladesh

Vigilancia

La encuesta sobre salud y traumatismos de Bangladesh, una encuesta en las comunidades a gran escala, reveló que los ahogamientos dominaban el espectro global de las muertes por traumatismo en los niños *(33)*. Constituían la principal causa aislada de defunciones en niños de entre 1 y 17 años y se cobraban más víctimas que la neumonía, la malnutrición y la diarrea combinadas *(33)*.

Identificar factores de riesgo

La encuesta también identificó diferentes peligros de ahogamiento a diferentes edades, y esta información fue complementada por grupos de discusión en comunidades locales y consultas con las partes interesadas. Un grupo de alto riesgo identificado fue los niños en edad escolar que se ahogaban lejos de casa, donde nadaban solos o con amigos sin aptitudes de natación, rescate o reanimación *(33)*.

Elaborar y evaluar las intervenciones

En Bangladesh, el programa «Prevention of Child Injury through Social Intervention and Education» (PRECISE) fue concernido para tratar distintos factores concomitantes en los ahogamientos. Un programa de enseñanza de aptitudes de natación llamado SwimSafe —un programa comunitario estructurado para enseñar aptitudes de natación y seguridad en el agua— centrado en niños de 4 a 10 años. El programa de SwimSafe —que enseña 18 22 aptitudes básicas de natación y supervivencia en el agua en un máximo de 20 lecciones— fue impartido por instructores locales formados en estanques de aldeas *(34)*.

Llevar a cabo intervenciones eficaces

El contenido del programa y la forma de impartirlo han evolucionado con el tiempo en Bangladesh, tras amplias consultas locales, lo cual revela el poder de los datos cualitativos. Una evolución ha sido el aumento del número de instructoras de natación y el entendimiento de que los estanques locales solo se pueden utilizar en ciertos momentos del año en Bangladesh.

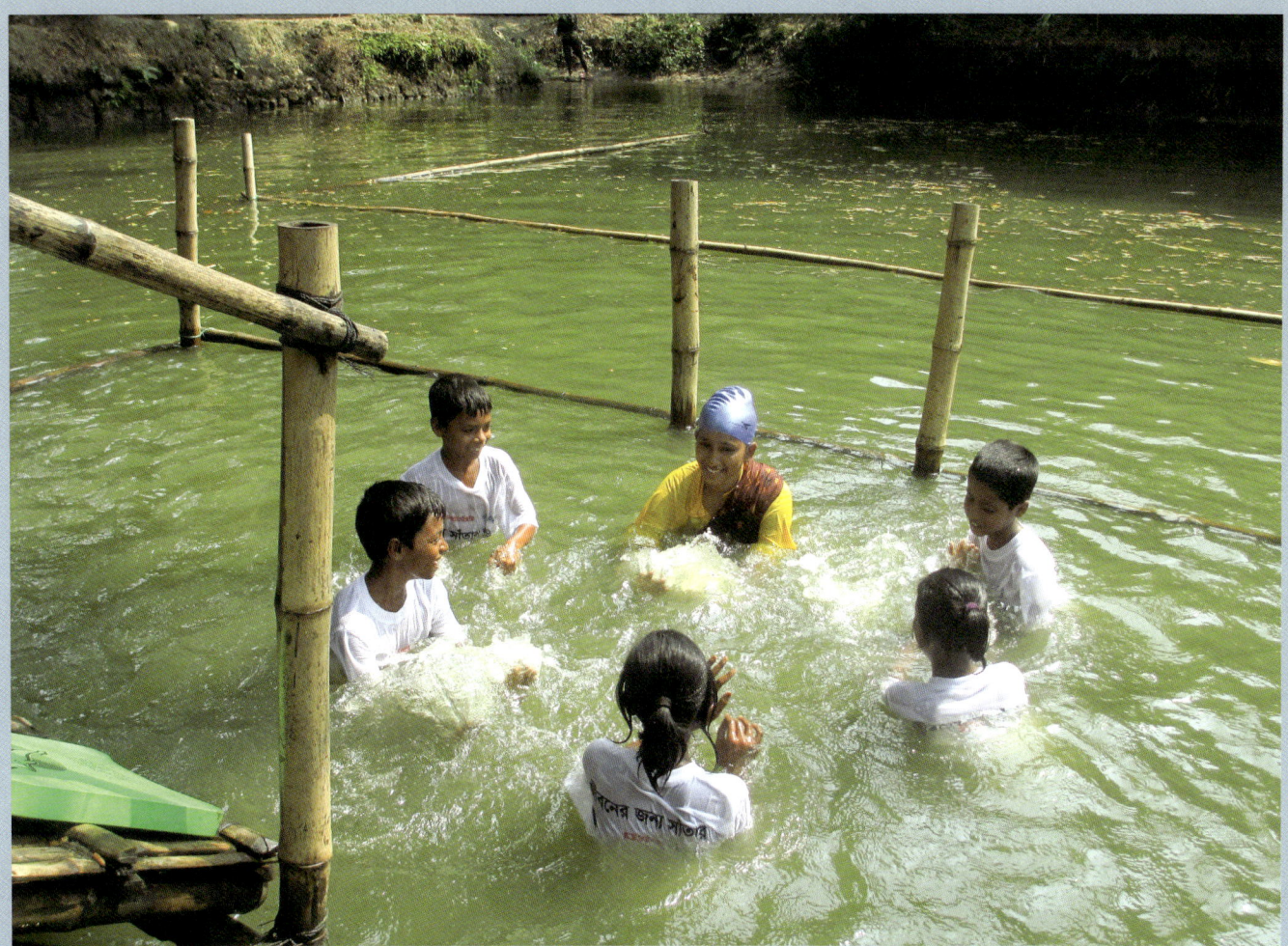

Cuando se modificó el programa para utilizarlo en Viet Nam se adaptó para convertirlo en una iniciativa basada en las escuelas; se utilizaron piscinas transportables y los profesores de las escuelas impartieron los cursos (127). El programa se centró en los niños de entre 6 y 12 años y se impartió en más de 20 lecciones. Se introdujo la RCP para los niños mayores de 9 años. La consulta con partes interesadas de la comunidad local permitió adaptar el programa a los contextos y las condiciones locales. Por ejemplo, en Viet Nam se aceptó enseñar a los niños a nadar en piscinas portátiles por encima del suelo en lugar de adaptar los estanques locales (como en Bangladesh). Como las piscinas portátiles se podían situar al lado de las escuelas, se les pudo involucrar más fácilmente a los enseñantes como instructores de natación. Sin embargo, a pesar de haber adaptado el programa, se mantuvo el objetivo principal del programa de formación y se utilizó un enfoque en fases en el desarrollo de las aptitudes de natación.

Conclusión

Algunos entornos se beneficiarán de la colaboración activa con numerosos sectores, mientras que el progreso de otros dependerá de un número mucho más reducido de actores. No obstante, una característica común y compartida siempre será el deseo de actuar.

El ahogamiento es una de las principales causas de defunción en el mundo, particularmente entre los niños y los adultos jóvenes. Es prevenible, pero es un problema desatendido en relación con su impacto en las familias, las comunidades y los medios de subsistencia.

Esta guía brinda un apoyo concreto a los responsables de la prevención de ahogamientos que ponen en marcha intervenciones a tal efecto. La prevención de ahogamientos puede empezar por la puesta en marcha efectiva de una única intervención (aunque la aplicación de varias intervenciones al mismo tiempo, con el apoyo de todas las estrategias correspondientes, aumentará su efecto), o puede implicar un conjunto más amplio de intervenciones que se ponen en marcha en el contexto de una labor mucho más completa de prevención de ahogamientos.

Los diferentes entornos presentarán distintos problemas en materia de ahogamientos y diferentes niveles de recursos para combatirlos. Algunos entornos se beneficiarán de la colaboración activa con numerosos sectores, mientras que el progreso de otros dependerá de un número mucho más reducido de actores. No obstante, una característica común y compartida siempre será el deseo de actuar.

Tal vez los usuarios de la presente guía no puedan emprender todas las medidas contenidas en la misma, pero con el compromiso y la determinación de actuar se puede dar el primer paso. Esta guía proporciona la base para transformar el deseo de actuar en medidas concretas y específicas basadas en datos empíricos para prevenir ahogamientos y salvar vidas

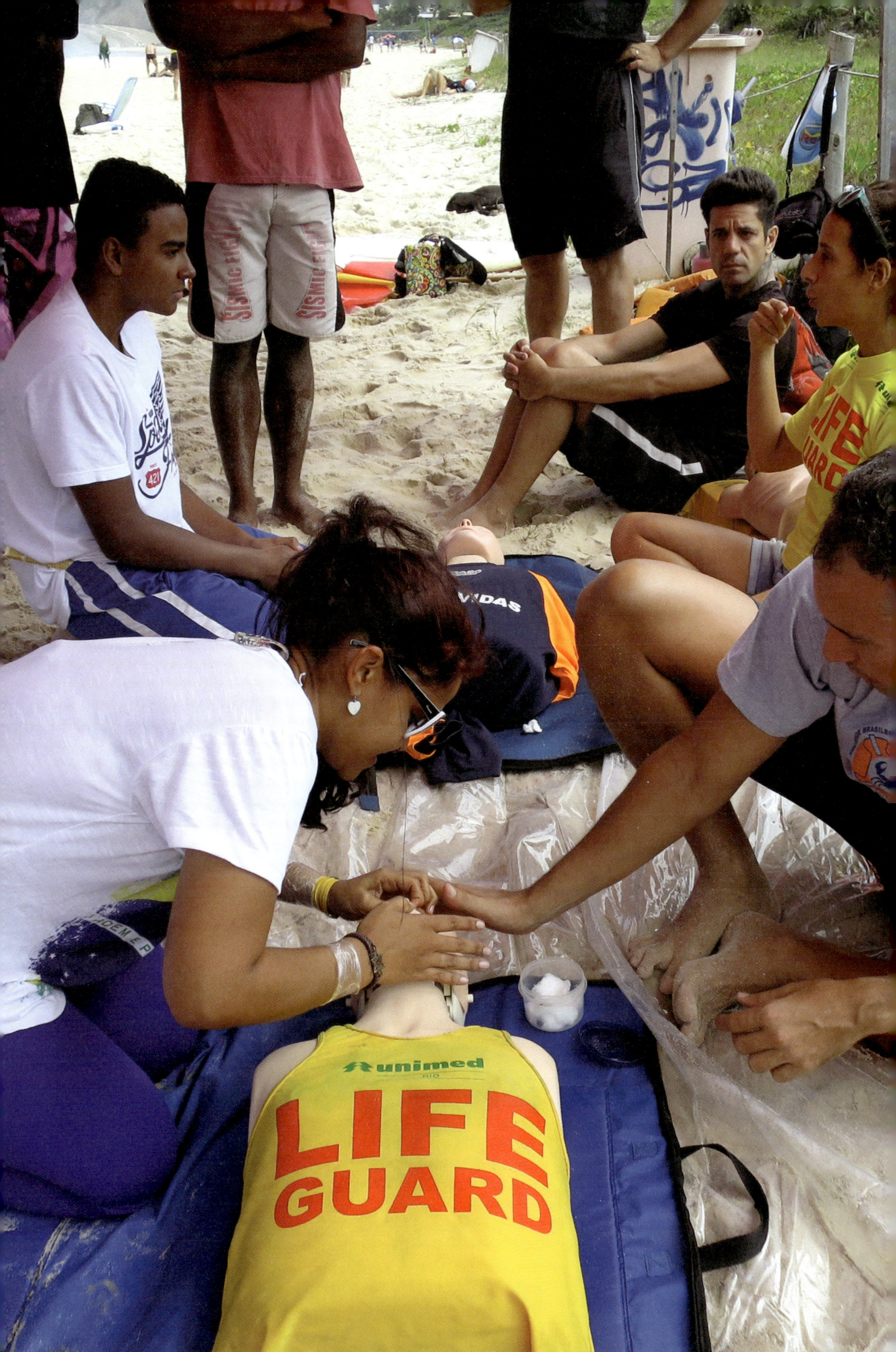

Referencias

1
Informe mundial sobre ahogamientos: prevenir una importante causa de mortalidad. Ginebra, Organización Mundial de la Salud; 2014.

2
Guidelines for conducting community surveys on injuries and violence. Ginebra, Organización Mundial de la Salud; 2004.

3
Mello-Jorge MH, Marques MB. Violent childhood deaths in Brazil. Boletín de la Organización Panamericana de la Salud. 1985;19: 288–99.

4
Rahman F, Bose S, Linnan M et al. Cost-effectiveness of an injury and drowning prevention program in Bangladesh. Pediatrics. 2012;130(6):e1621–8.

5
Thompson DC et al. Pool fencing for preventing drowning in children. Cochrane Database of Systematic Reviews. 2000;(2):CD001047.

6
Depczynski J, Fragar L, Hawkins A, Stiller L. Safe play areas for prevention of young children drowning in farm dams. Australasian Journal of Early Childhood. 2009;34(3):50–58.

7
Iqbal A et al. Childhood mortality due to drowning in rural Matlab of Bangladesh: magnitude of the problem and proposed solutions. Journal of Health, Population and Nutrition. 2007;25(3):370–376.

8
Hyder AA, Alonge O, He S, Wadhwaniya S, Rahman F, Rahman A et al. A framework for addressing implementation gap in global drowning prevention interventions: experiences from Bangladesh. Journal of Health, Population and Nutrition. 2014;32(4):564–576.

9
Hyder AA, Alonge O, He S, Wadhwaniya S, Rahman F, Rahman A et al. Saving of children's Lives from Drowning project in Bangladesh. American Journal of Preventive Medicine. 2014;47(6):842–845.

10
Callaghan JA, Hyder AA, Khan R, Blum LS, Arifeen S, Baqui AH. Child supervision practices for drowning prevention in rural Bangladesh: a pilot study of supervision tools. Journal of Epidemiology and Community Health. 2010;64(7):645–647.

11
Islam I, Sharmin Salam S, Hoque DME, Sadeq-ur Rahman Q, Alonge O, Hyder AA, El Arifeen S. Preliminary findings on the utilization of playpens to prevent child drowning in rural Bangaldesh. Informe presentado en la Conferencia mundial sobre prevención de ahogamientos, Malasia, 2015.

12
Bennett E, Linnan M. Physical barriers. En: Bierens JLM. Drowning: prevention, rescue, treatment. Segunda edición. Berlín: Springer-Verlag; 2014.

13
Yeh S, Rochette LM, McKenzie LB, Smith GA. Injuries associated with cribs, playpens and bassinets among young children in the US, 1990–2008. Pediatrics. 2011;127(3):479–486.

14
Consumer Product Safety Commission, Safety Standard for Play Yards 2012 (https://www.cpsc.gov/ Newsroom/News-Releases/2012/CPSC-Approves- New-Federal-Safety-Standard-for-Play-Yards1, consultado el 5 de noviembre de 2016).

15
Cordovil R, Barreiros F, Vieira F, Neto C. The efficacy of safety barriers for children: absolute efficacy, time to cross and action modes in children between 19 and 75 months. International Journal of Injury Control and Safety Promotion. 2009;16(3):143–151.

16
Full-size baby cribs and non-full-size baby cribs: safety standards; revocation of requirements; third party testing for certain children's products; final rules. Federal Register. 2010;75:248.

17
The safe nursery. A booklet to help avoid injuries from nursery furniture and equipment: buyer's guide. Washington, DC: U.S. Consumer Product Safety Commission; 1993.

18
Nixon JW, Pearn JH, Petrie GM. Childproof safety barriers: an ergonomic study to reduce child trauma due to environmental hazards. Journal of Paediatrics and Child Health. 1979;15(4):260–262.

19
Playpen Safety [website]. Ilinois, USA: American Academy of Pediatrics; 2015 (https://www.healthychildren.org/English/safety-prevention/at-home/Pages/Playpen-Safety.aspx, consultado el 5 de noviembre de 2016.

20
Deaths associated with playpens. Maryland, EE. UU:U.S. Consumer Product Safety Commission; 2001 (http://www.cpsc.gov//PageFiles/108029/playpen.pdf, consultado el 5 de noviembre de 2016).

21
Guevarra J, Franklin R, Basilio J, Orbillo L, Go JJ. Child drowning prevention in the Philippines: the beginning of a conversation. International Journal of Injury Control and Safety Promotion. 2015;22:243– 253.

22
Celis A. Home drowning among pre-school age Mexican children. Injury Prevention. 1997;3:252–256.

23
Ellis AA, Trent RB. Swimming pool drownings and near-drownings among California preschoolers. Public Health Reports. 1997;112(1):73–77.

24
Pearn JH, Nixon J, Franklin R, Wallis B. Safety legislation, public health policy and drowning prevention. International journal of injury control and safety promotion. 2008;15(2):122–123.

25
Stevenson MR, Miroslava R, Edgecombe D, Vickery K. Childhood drowning: barriers surrounding private swimming pools. Pediatrics. 2003;111(2):E115–119.

26
Informe mundial sobre la prevención de las lesiones en los niños. Ginebra, Organización Mundial de la Salud; 2008.

27
Nota descriptiva de la OMS sobre el ahogamiento. Ginebra, Organización Mundial de la Salud; 2014.

28
Linnan M, Rahman A, Scarr J, Reinten-Reynolds T, Linnan H, Rui-wei J et al. Child drowning: evidence for a newly recognized cause of child mortality in low- and middle-income countries and its prevention. Working Paper 2012–07, Special Series on Child Injury No. 2. Florencia: Oficina de investigación del UNICEF; 2012.

29
Linnan M, Giersing M, Cox R, Linnan H, Williams MK, Voumard C, Hatfield R. Child mortality and injury in Asia: an overview. Innocenti Working Paper 2007–04, Special Series on Child Injury No. 1. Florence: UNICEF Innocenti Research Centre; 2007.

30
Stallman R, Moran K, Brenner RA, Rahman A. Swimming and water survival competence Drowning. In: Bierens JLM. Drowning: prevention, rescue, treatment. Segunda edición. Berlín: Springer- Verlag; 2014.

31
Brenner RA, Taneja GS, Haynie DL, Trumble AC, Qian C, Klinger RM, Klevanoff MA. Association between swimming lessons and drowning in childhood: a case-control study. Archives of Pediatrics & Adolescent Medicine. 2009;163(3):203–10.

32
Yang L, Nong QQ, Li CL, Feng QM, Lo SK. Risk factors for childhood drowning in rural regions of a developing country: a case-control study. Injury Prevention. 2007;13:178–182.

33
Rahman A, Rahman F, Shafinaz S, Linnan M. Bangladesh Health and Injury Survey: report on children. Dhaka: UNICEF; 2005:54.

34
Rahman F, Bose S, Linnan M, Rahman A, Mashreky S, Haaland B. Cost effectiveness of an injury and drowning prevention program in Bangladesh. Pediatrics. 2012;130(6):e1621-8. doi: 10.1542/peds.2012-0757.

35
SwimSafe [sitio web] (www.swimsafe.org, consultado el 5 de noviembre de 2016).

36
Mecrow T, Linnan M, Rahman A, Scarr J, Mashreky SR, Talab A et al. Does teaching children to swim increase exposure or risk-taking when in the water? Emerging evidence from Bangladesh. Injury Prevention. 2015;21:185-188. doi:10.1136/injuryprev-2013-041053.

37
Mecrow T, Rahman A, Linnan M, Scarr J, Mashreky SR, Talab A et al. Children reporting rescuing other children drowning in rural Bangladesh: a descriptive study. Injury Prevention. 2015;21:185–188 doi:10.1136/ injuryprev-2013-041053.

38
Hacia el desarrollo sostenible: El futuro de la gestión del riesgo de desastres. Evaluación Global sobre la Reducción del Riesgo de Desastres. Ginebra, Oficina de las Naciones Unidas para la Reducción del Riesgo de Desastres; 2015.

39 Jonkman SN, Kelman I. An analysis of the causes and circumstances of flood disaster deaths. Disasters. 2005;29:75–97.

40 Haynes K, Coates L, Leigh R, Handmer J, Whittaker J, Gissing A et al. "Shelter-in-place" vs. evacuation in flash floods. Environmental Hazards. 2009;8:291–303.

41 Jonkman S. Loss of life due to floods: General overview. En: Bierens JLM. Drowning: prevention, rescue, treatment. Segunda edición. Berlín: Springer- Verlag; 2014.

42 Diakakis M, Deligiannakis G. Flood fatalities in Greece: 1970–2010. Journal of Flood Risk Management. 2015. doi: 10.1111/jfr3.12166.

43 Jonkman SN, Maaskant B, Boyd E, Levitan ML. Loss of life caused by the flooding of New Orleans after Hurricane Katrina: analysis of the relationship between flood characteristics and mortality. Risk Analysis. 2009;29:676–698.

44 Cambio climático 2014: Informe de síntesis. Contribución de los Grupos de trabajo I, II y III al Quinto Informe de Evaluación del Grupo Intergubernamental de Expertos sobre el Cambio Climático. Ginebra, Grupo Intergubernamental de Expertos sobre el Cambio Climático; 2014.

45 Hirabayashi Y, Mahendran R, Koirala S, Konoshima L, Yamazaki D, Watanabe S et al. Global flood risk under climate change. Nature Climate Change. 2013;3:816– 821.

46 Hallegatte S, Green C, Nicholls RJ, Corfee-Morlot J. Future flood losses in major coastal cities. Nature Climate Change. 2013;3:802–806.

47 Chan FKS, Mitchell G, Adekola O, Mcdonald A. Flood risk in Asia's urban mega-deltas: drivers, impacts and response. Environment and Urbanization Asia. 2012;3:41–61.

48 Syvitski JP, Kettner AJ, Overeem I, Hutton EW, Hannon MT, Brakenridge GR et al. Sinking deltas due to human activities. Nature Geoscience. 2009;2: 681–686.

49 Informe mundial sobre ahogamientos. Ginebra, Organización Mundial de la Salud; 2014.

50 Marco de Sendái para la Reducción del Riesgo de Desastres 2015-2030. Ginebra, UNISDR; 2015.

51 Vídeo sobre la prevención de ahogamientos en inundaciones de Sobrasa e ILS Americas (https://www.youtube.com/ watch?v=g6XLRu-bloc, consultado el 5 de noviembre de 2016).

52 Daellenbach K, Waugh DW, Smith K. Community response planning. Victoria, Australia: Victoria University of Wellington; 2015.

53 Benson D, Lorenzoni I, Cook H. Evaluating social learning in England flood risk management: an 'individual-community interaction' perspective. Environmental Science & Policy. 2016;55:326–334.

54 Van Den Honert RC, Mcaneney J. The 2011 Brisbane floods: causes, impacts and implications. Water. 2011;3:1149–1173.

55 Managing the floodplain: a guide to best practice in flood risk management in Australia. Canberra, Australia: Departamento del Fiscal General; 2013.

56 Janssen SK, Van Tatenhove JP, Otter HS, Mol AP. Greening flood protection: an Interactive knowledge arrangement perspective. Journal of Environmental Policy & Planning. 2015;17:309–331.

57 Temmerman S, Meire P, Bouma TJ, Herman PMJ, Ysebaert T, De Vriend HJ. Ecosystem-based coastal defence in the face of global change. Nature. 2013;504:79–83.

58 Barbier EB. Valuing the storm protection service of estuarine and coastal ecosystems. Ecosystem Services. 2015;11:32–38.

59 Jones HP, Hole DG, Zavaleta ES. Harnessing nature to help people adapt to climate change. Nature Climate Change. 2012;2:504–509.

60 Dixon SJ, Sear DA, Odoni NA, Sykes T, Lane SN. The effects of river restoration on catchment scale flood risk and flood hydrology. Earth Surface Processes and Landforms. 2016;41:997–1008. doi:10.1002/ esp.3919.

61 Gestión de los riesgos de fenómenos meteorológicos extremos y desastres para mejorar la adaptación al cambio climático. Informe especial de los grupos de trabajo I y II del Grupo Intergubernamental de Expertos sobre el Cambio Climático. Cambridge, Reino Unido: Cambridge University Press; 2012.

62
Hossain M, Mani KK, Sidik SM, Hayati KS, Rahman AK. Socio-demographic, environmental and caring risk factors for childhood drowning deaths in Bangladesh. Biomed Central Pediatrics. 2015;15:114. doi: 10.1186/s12887-015-0431-7.

63
Venema AM, Groothoff JW, Bierens JJ. The role of bystanders during rescue and resuscitation of drowning victims. Resuscitation, 2010;81:434–9.

64
Franklin RC, Pearn JH. Drowning for Love. The Aquatic-Victim-Instead-of-Rescuer (AVIR) Syndrome: Drowning fatalities involving those attempting to rescue a child. Journal of Paediatrics and Child Health. 2011;47(1–2):44–47.

65
Rahman A, Mecrow T, Rahman Mashreky S, Rahman F, Nusrat N, Khanama, M, Scarr J. Feasibility of a first responder programme in rural Bangladesh. Resuscitation. 2014;85:1088–1092.

66
Tate R, Quan L. Cultural aspects of rescue and resuscitation of drowning victims. En: Bierens J. Drowning: prevention, rescue, treatment. Segunda edición. Berlín: Springer-Verlag; 2014:399–403.

67
Mecrow T, Suvanprakorn A. Water safety skills and knowledge in the low-resource environment. Dn: Bierens JLM. Drowning: prevention, rescue, treatment. Segunda edición. Berlín: Springer-Verlag; 2014:215–223.

68
Mecrow TS, Rahman A, Mashreky SR, Rahman F, Nusrat N, Scarr J, Linnan M. Willingness to administer mouth-to-mouth ventilation in a first response program in rural Bangladesh. Biomedical Central International Health and Human Rights. 2015;15:19. doi: 10.1186/s12914-015-0057-8.

69
Husum H, Gilbert M, Wisborg T. Training pre-hospital trauma care in low-income countries: the "village university" experience. Medical Teacher. 2003;25(2):142–8.

70
López-Herce J, Urbano J, Carrillo A, Matamoros M. Resuscitation training in developing countries: importance of a stable program of formation of instructors. Resuscitation. 2011;82(6):780.

71
European Resuscitation Council [sitio web] (https://www.erc.edu, consultado el 5 de noviembre de 2016).

72
American Heart Association Guidelines Update for Cardiopulmonary Resuscitation and Emergency Cardiovascular Care [sitio web]. Texas, EE.UU: American Heart Association; 2015 (https://eccguidelines.heart. org/index.php/circulation/cpr-ecc-guidelines-2/, consultado el 5 de noviembre de 2016).

73
International first aid and resuscitation guidelines 2016. Ginebra, Federación Internacional de Sociedades de la Cruz Roja y de la Media Luna Roja; 2016 (http://www.ifrc. org/Global/Publications/Health/First-Aid-2016- Guidelines_EN.pdf, consultado el 5 de noviembre de 2016).

74
International Life Saving Federation [sitio web] (http:// www.ilsf.org/about/position-statements, consultado el 5 de noviembre de 2016).

75
IMRF Rescue Boat Guidelines. Aberdeen, Reino Unido: International Maritime Rescue; 2016 (http://international-maritime-rescue.org/homerbg, consultado el 5 de noviembre de 2016).

76
Truhlá A, Deakin CD, Soar J, Khalifa GE, Alfonzo A, Bierens JJ et al. Cardiac arrest in special circumstances. European Resuscitation Council Guidelines for Resuscitation, 2015: Sección 4. Resuscitation. 2015;95:148–201.

77
Meaney PA, Topjian AA, Chandler HK, Botha M, Soar J, Berg RA, Nadkarni VM. Resuscitation training in developing countries: a systematic review. Resuscitation. 2010;81(11):1462–72.

78
Szpilman D. Near-drowning and drowning classification: a proposal to stratify mortality based on the analysis of 1831 cases. Chest. 1997;112(3): 660–5.

79
European Resuscitation Council Guidelines for Resuscitation 2015: Sección 10. Education and implementation of resuscitation [sitio web] (http://ercguidelines.elsevierresource.com/european-resuscitation-council-guidelines-resuscitation-2015- section-10-education-and-implementation/fulltext, consultado el 5 de noviembre de 2016).

80
De Vries W, Bierens JJ. Instructor retraining and poster retraining are equally effective for the retention of BLS and AED skills of lifeguards. European Journal of Emergency Medicine. 2010;17(3):150–7.

81
Leavy JE, Crawford G, Portsmouth L, Jancey J, Leaversuch F, Nimmo L et al. Recreational drowning prevention interventions for adults, 1990–2012: a review. Journal of Community Health. 2015;40(4):725–35.

82
Cassell E, Newstead S. Did compulsory wear regulations increase personal flotation device (PFD) use by boaters in small power recreational vessels? A before-after observational study conducted in Victoria, Australia. Injury Prevention. 2015;21(1): 15–22.

83
Bugeja L, Cassell E et al. The effectiveness of the 2005 compulsory personal flotation device (PFD) wearing regulations in reducing drowning deaths among recreational boaters in Victoria, Australia. Injury Prevention. 2014;20(6):387–92.

84
Mangione T, Chow W. Changing lifejacket wearing behavior: an evaluation of two approaches. Journal of Public Health Policy. 2014;35(2):204–18.

85
Golden AS, Weisbrod RE. Trends, causal analysis, and recommendations from 14 years of ferry accidents. Journal of Public Transportation. 2016;19:1.

86
First five 3D printed NCAR weather stations installed in Zambia. 3D printer and 3D printing news [sitio web] (http://www.3ders.org/articles/20160604-first-five-3d- printed-ncar-weather-stations-installed-in-zambia. html, consultado el 5 de noviembre de 2016).

87
Atmos News [sitio web]. 3d printers promise affordable weather stations for the developing world (http://www2.ucar.edu/atmosnews/in-brief/16353/3d- printers-promise-affordable-weather-stations- developing-world, consultado el 5 de noviembre de 2016).

88
NOAA Satellite and information service [sitio web] (http://www.nesdis.noaa.gov /GOES-R/pdf/goes-r-l-30-press- release_oct6.pdf, consultado el 5 de noviembre de 2016).

89
Ahmed D. Innovative E-Government best practices in early warning system for disaster risk management: Bangladesh experience. Dakha: Gobierno de Bangladesh, Departamento de gestión de desastres; (fecha desconocida) (http://www.unosd.org/content/ documents/1069EWS%20Dilder%20Ahmed%20 revised.pdf, consultado el 5 de noviembre de 2016).

90
Early warning of disasters: facts and figures. SciDevNet [sitio web]. (http://www.scidev.net/global/ communication/feature/early-warning-of-disasters- facts-and-figures-1.html, consultado el 5 de noviembre de 2016).

91
Lista de convenios de la OMI. En: Organización Marítima Internacional [sitio web]. Londres: Organización Marítima Internacional; 2016 (http://www.imo.org/en/ About/Conventions/ListOfConventions/Pages/Default. aspx, consultado el 5 de noviembre de 2016).

92
Welch DJ. A small-scale vessel registration system for Pacific Island countries and territories. Nueva Caledonia: Pacific Community; 2016.

93
Stempski S, Schiff M, Bennett E, Quan L. A case-control study of boat-related injuries and fatalities in Washington State. Injury Prevention. 2014;20: 232–237.

94
Smith GS, Keyl PM, Hadley JA, Bartley CL, Foss RD, Tolbert WG et al. Drinking and recreational boating fatalities: a population-based case-control study. JAMA. 2001;286:2974e80.

95
US Coastguard 2015 Recreational Boating Statistics. COMDTPUB P16754.29. Washington DC: US Department of Homeland Security; 2016.

96
Offences and penalties. En: Roads and Maritime [sitio web]. New South Wales: Roads and Maritime; 2016 (http://www.rms.nsw.gov.au/maritime/safety- rules/offences-penalties.html, consultado el 6 de noviembre de 2016).

97
Kobusingye O, Tumwesigye NM, Magoola J, Atuyambe L, Olange O. Drowning among the lakeside fishing communities in Uganda: results of a community survey. International Journal of Injury Control and Safety Promotion. 2016;4:1–8.

98
Bugeja L, Cassell E, Brodie L, Walter S. The effectiveness of the 2005 compulsory personal flotation device (PFD) wearing regulations in reducing drowning deaths among recreational boaters in Victoria, Australia. Injury Prevention. 2014;20(6):387–92.

99
Cummings P, Mueller BA, Quan L. Association between wearing a personal floatation device and death by drowning among recreational boaters: a matched cohort analysis of United States Coast Guard data. Injury Prevention. 2011;17(3):156–9.

100
Chung C, Quan L, Bennett E, Kernic MA, Ebel BE. Informing policy on open water drowning prevention: an observational survey of lifejacket use in Washington State. Injury Prevention. 2014; 20: 238–243.

101
Mangione TW, Chow W, Nguyen J. Trends in lifejacket wearing among recreational boaters: a dozen years (1998–2010) of US observational data. Journal of Public Health Policy. 2012;33(1):59–74.

102
Szpilman D, Smicelato CE. Quick response to maritime and riverine emergencies in Brazil – a diagnosis of maritime services. Conferencia Mundial sobre la Prevención de Ahogamientos – ILS, Malasia 2015, Book of Abstract, RESCUE, p261. doi: 10.13140/ RG.2.1.1933.2568.

103
Smicelato CE, Szpilman D. Rescue crafts operators – reinforcing the use of personal protective equipment. Conferencia Mundial sobre la Prevención de Ahogamientos – ILS, Malasia 2015, Book of Abstract, RESCUE, p267. doi: 10.13140/ RG.2.1.1081.2889.

104
Quistberg DA, Bennett E, Quan L, Ebel BE. Low lifejacket use among adult recreational boaters: a qualitative study of risk perception and behavior factors. Accident Analysis and Prevention. 2014;62:276–84.

105
Staines C. History of drowning deaths in a developing community – the Victorian experience. Melbourne: Monash University; 2013.

106
Szpilman D, Avramidis S. Video survey on people's perceptions about the most impactful messages that raise awareness and change attitudes about drowning. En: Abstracts. Conferencia Mundial sobre la Prevención de Ahogamientos, Potsdam, Alemania, 2013:78. doi: 10.13140/2.1.2877.1525.

107
Szpilman D. To properly target drowning prevention resources, you need local data: evaluating drowning death data at a local level to understand and plan more appropriately. En: Abstracts. Conferencia Mundial sobre la Prevención de Ahogamientos, Danang, Viet Nam, 2011:119.

108
Frisby ML, Hill JH. A community's response to childhood drownings. A model for accident prevention. Critical care nursing clinics of North America. 1991;3(2):373–379.

109
Rahman A, Miah AH, Mashreky SR, Shafinaz S, Linnan M, Rahman F. Initial community response to a childhood drowning prevention programme in a rural setting in Bangladesh. Injury prevention. 2010;16(1):21–25.

110
Adapted from Schopper D, Lormand JD, Waxweiler R, editors. Developing policies to prevent injuries and violence: guidelines for policy-makers and planners. Ginebra, Organización Mundial de la Salud; 2006:5.

111
Gerdmongkolgan S, Ekchaloemkiet S. Policy advocacy on child drowning prevention in Thailand. Conference paper. Conferencia Mundial sobre Prevención de Ahogamientos, Danang, Viet Nam, 2011.

112
Traumatismos. En: Temas de la OMS [sitio web]. Ginebra, Organización Mundial de la Salud; 2016 (http://www.wpro.who.int/topics/injuries/en/, consultado el 6 de noviembre de 2016).

113
Drowning Prevention Report Sri Lanka: Laying the foundation for future drowning prevention strategies. Colombo: Life Saving Association of Sri Lanka; 2014.

114
Thompson NJ, McClintock HO. Demonstrating your program's worth: a primer on evaluation for programs to prevent unintentional injury. Atlanta: Centros para el Control y la Prevención de Enfermedades, Centro Nacional de Prevención y Lucha contra los Traumatismos; 1998.

115
Queiroga AC, Leitão Nuno, Szpilman D. Drowning Science will benefit from research conducted by experienced lifeguards assisted by academics – practical example. En: Abstracts. Conferencia Mundial sobre Prevención de Ahogamientos – ILS, Malasia, DATA Section, 2015:25. doi: 10.13140/ RG.2.1.4882.3769.

116
Bartolomeos K, Kipsaina C, Grills N, Ozanne-Smith J, Peden M, editors. Fatal injury surveillance in mortuaries and hospitals: a manual for practitioners. Ginebra, Organización Mundial de la Salud; 2012.

117
Injury Surveillance Guidelines. Ginebra, Organización Mundial de la Salud; 2001.

118
Guidelines for conducting community surveys on injuries and violence. Ginebra, Organización Mundial de la Salud; 2004.

119
Verbal Autopsy Standards. En: OMS/Información y estadísticas sobre salud [sitio web]. Ginebra, Organización Mundial de la Salud (http://www.who.int/healthinfo/ statistics/verbal_autopsy_standards1.pdf, consultado el 11 de noviembre de 2016).

120
Barss P, Subait OM, Al Ali MH, Grivna M. Drowning in a high-income developing country in the Middle East: newspapers as an essential resource for injury surveillance. Journal of Science and Medicine in Sport. 2009;12(1):164–170.

121
Lunetta P, Tiirikainen K, Smith GS, Penttilä A, Sajantila A. How well does a national newspaper reporting system profile drowning? International Journal of Injury control and Safety Promotion. 2006;13(1)35–41.

122
Ghaffar A, Hyder AA, Bishai D. Newspaper reports as a source for injury data in developing countries. Health policy and planning. 2001;16(3)322–325.

123
Szpilman D, Tipton M, Sempsrott J, Webber J, Bierens J, Dawes P et al. Drowning timeline: a new systematic model of the drowning process. American Journal of Emergency Medicine. 2016;34(11)2224– 2226.

124
Wallis BA, Watt K, Franklin RC, Taylor M, Nixon JW, Kimble RM (). Interventions associated with drowning prevention in children and adolescents: systematic literature review. Injury Prevention. 2014;21(3):195–204. doi:10.1136/injuryprev-2014-041216.

125
Peden AE, Franklin RC, Leggat PA. Fatal river drowning: the identification of research gaps through a systematic literature review. Injury Prevention. 2016;22:202–209. doi:10.1136/injuryprev-2015-041750.

126
Peters DH, Tran NT, Adam T. Investigación sobre la implementación de políticas de salud: Guía práctica. Ginebra, Alianza para la Investigación en Políticas y Sistemas de Salud, Organización Mundial de la Salud; 2013.

127
Rubin T. SwimSafe: a survival swimming curriculum. Presentación en la Conferencia Mundial sobre Prevención de Ahogamientos, Da Nang Viet Nam, 2011.